U0335110

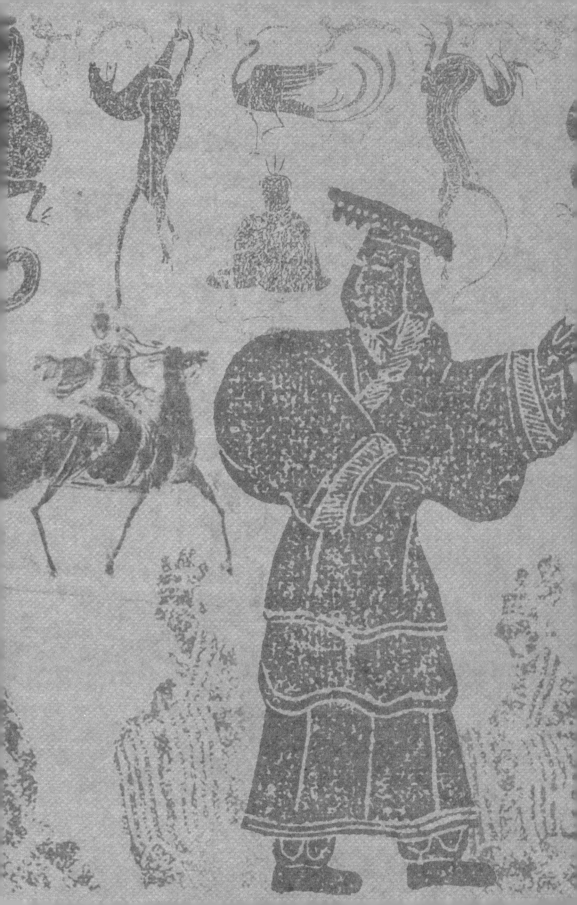

中国古医籍整理丛书

医 经 津 渡

清·范在文 撰

黄 瑛 梁慧凤 校注

中国中医药出版社

·北 京·

图书在版编目（CIP）数据

医经津渡/（清）范在文撰；黄瑛，梁慧凤校注．—北京：中国中医药出版社，2015.12

（中国古医籍整理丛书）

ISBN 978 - 7 - 5132 - 2865 - 7

Ⅰ.①医… Ⅱ.①范… ②黄… ③梁… Ⅲ.①中医典籍—中国—清代 Ⅳ.①R2 - 52

中国版本图书馆 CIP 数据核字（2015）第 261972 号

中 国 中 医 药 出 版 社 出 版

北京市朝阳区北三环东路 28 号易亨大厦 16 层

邮政编码 100013

传真 010 64405750

三河市鑫金马印装有限公司印刷

各地新华书店经销

*

开本 710 × 1000 1/16 印张 11.25 字数 52 千字

2015 年 12 月第 1 版 2015 年 12 月第 1 次印刷

书 号 ISBN 978 - 7 - 5132 - 2865 - 7

*

定价 35.00 元

网址 www.cptcm.com

国家中医药管理局
中医药古籍保护与利用能力建设项目
组织工作委员会

主 任 委 员 王国强

副 主 任 委 员 王志勇　李大宁

执行主任委员 曹洪欣　苏钢强　王国辰　欧阳兵

执行副主任委员 李　昱　武　东　李秀明　张成博

委　　　　员

各省市项目组分管领导和主要专家

（山东省）武继彪　欧阳兵　张成博　贾青顺

（江苏省）吴勉华　周仲瑛　段金廒　胡　烈

（上海市）张怀琼　季　光　严世芸　段逸山

（福建省）阮诗玮　陈立典　李灿东　纪立金

（浙江省）徐伟伟　范永升　柴可群　盛增秀

（陕西省）黄立勋　呼　燕　魏少阳　苏荣彪

（河南省）夏祖昌　刘文第　韩新峰　许敬生

（辽宁省）杨关林　康廷国　石　岩　李德新

（四川省）杨殿兴　梁繁荣　余曙光　张　毅

各项目组负责人

王振国（山东省）　王旭东（江苏省）　张如青（上海市）

李灿东（福建省）　陈勇毅（浙江省）　焦振廉（陕西省）

蔡永敏（河南省）　鞠宝兆（辽宁省）　和中浚（四川省）

项目专家组

顾　问	马继兴　张灿玾　李经纬	
组　长	余瀛鳌	
成　员	李致忠　钱超尘　段逸山　严世芸　鲁兆麟	
	郑金生　林端宜　欧阳兵　高文柱　柳长华	
	王振国　王旭东　崔　蒙　严季澜　黄龙祥	
	陈勇毅　张志清	

项目办公室（组织工作委员会办公室）

主　任	王振国　王思成	
副主任	王振宇　刘群峰　陈榕虎　杨振宁　朱毓梅	
	刘更生　华中健	
成　员	陈丽娜　邱　岳　王　庆　王　鹏　王春燕	
	郭瑞华　宋咏梅　周　扬　范　磊　张永泰	
	罗海鹰　王　爽　王　捷　贺晓路　熊智波	
秘　书	张丰聪	

前 言

中医药古籍是传承中华优秀文化的重要载体，也是中医学传承数千年的知识宝库，凝聚着中华民族特有的精神价值、思维方法、生命理论和医疗经验，不仅对于传承中医学术具有重要的历史价值，更是现代中医药科技创新和学术进步的源头和根基。保护和利用好中医药古籍，是弘扬中国优秀传统文化、传承中医学术的必由之路，事关中医药事业发展全局。

1949 年以来，在政府的大力支持和推动下，开展了系统的中医药古籍整理研究。1958 年，国务院科学规划委员会古籍整理出版规划小组在北京成立，负责指导全国的古籍整理出版工作。1982 年，国务院古籍整理出版规划小组召开全国古籍整理出版规划会议，制定了《古籍整理出版规划（1982—1990）》，卫生部先后下达了两批 200 余种中医古籍整理任务，掀起了中医古籍整理研究的新高潮，对中医文化与学术的弘扬、传承和发展，发挥了极其重要的作用，产生了不可估量的深远影响。

2007 年《国务院办公厅关于进一步加强古籍保护工作的意见》明确提出进一步加强古籍整理、出版和研究利用，以及

"保护为主、抢救第一、合理利用、加强管理"的方针。2009年《国务院关于扶持和促进中医药事业发展的若干意见》指出，要"开展中医药古籍普查登记，建立综合信息数据库和珍贵古籍名录，加强整理、出版、研究和利用"。《中医药创新发展规划纲要（2006—2020)》强调继承与创新并重，推动中医药传承与创新发展。

2003～2010年，国家财政多次立项支持中国中医科学院开展针对性中医药古籍抢救保护工作，在中国中医科学院图书馆设立全国唯一的行业古籍保护中心，影印抢救濒危珍本、孤本中医古籍1640余种；整理发布《中国中医古籍总目》；遴选351种孤本收入《中医古籍孤本大全》影印出版；开展了海外中医古籍目录调研和孤本回归工作，收集了11个国家和2个地区137个图书馆的240余种书目，基本摸清流失海外的中医古籍现状，确定国内失传的中医药古籍共有220种，复制出版海外所藏中医药古籍133种。2010年，国家财政部、国家中医药管理局设立"中医药古籍保护与利用能力建设项目"，资助整理400余种中医药古籍，并着眼于加强中医药古籍保护和研究机构建设，培养中医古籍整理研究的后备人才，全面提高中医药古籍保护与利用能力。

在此，国家中医药管理局成立了中医药古籍保护和利用专家组和项目办公室，专家组负责项目指导、咨询、质量把关，项目办公室负责实施过程的统筹协调。专家组成员对古籍整理研究具有丰富的经验，有的专家从事古籍整理研究长达70余年，深知中医药古籍整理研究的重要性、艰巨性与复杂性，履行职责认真务实。专家组从书目确定、版本选择、点校、注释等各方面，为项目实施提供了强有力的专业指导。老一辈专家的学术水平和智慧，是项目成功的重要保证。项目承担单位山东中医药大学、南京中医药大学、上海中医药大学、福建中医药大学、浙江省中医药研究院、陕西省中医药研究院、河南省中医药研究院、辽宁中医药大学、成都中医药大学及所在省市中医药管理部门精心组织，充分发挥区域间互补协作的优势，并得到承担项目出版工作的中国中医药出版社大力配合，全面推进中医药古籍保护与利用网络体系的构建和人才队伍建设，使一批有志于中医学术传承与古籍整理工作的人才凝聚在一起，研究队伍日益壮大，研究水平不断提高。

本着"抢救、保护、发掘、利用"的理念，该项目重点选择近60年未曾出版的重要古医籍，综合考虑所选古籍的保护价值、学术价值和实用价值。400余种中医药古籍涵盖了医经、基础理论、诊法、伤寒金匮、温病、本草、方书、内科、外科、女科、儿科、伤科、眼科、咽喉口齿、针灸推拿、养生、医案医话医论、医史、临证综合等门类，跨越唐、宋、金元、明以迄清末。全部古籍均按照项目办公室组织完成的行业标准《中医古籍整理规范》及《中医药古籍整理细则》进行整理校注，绝大多数中医药古籍是第一次校注出版，一批孤本、稿本、抄本更是首次整理面世。对一些重要学术问题的研究成果，则集中收录于各书的"校注说明"或"校注后记"中。

"既出书又出人"是本项目追求的目标。近年来，中医药古籍整理工作形势严峻，老一辈逐渐退出，新一代普遍存在整理研究古籍的经验不足、专业思想不坚定等问题，使中医古籍整理面临人才流失严重、青黄不接的局面。通过本项目实施，搭建平台，完善机制，培养队伍，提升能力，经过近5年的建设，锻炼了一批优秀人才，老中青三代齐聚一堂，有效地稳定了研究队伍，为中医药古籍整理工作的开展和中医文化与学术的传承提供必备的知识和人才储备。

本项目的实施与《中国古医籍整理丛书》的出版，对于加强中医药古籍文献研究队伍建设、建立古籍研究平台，提高古籍整理水平均具有积极的推动作用，对弘扬我国优秀传统文化，推进中医药继承创新，进一步发挥中医药服务民众的养生保健与防病治病作用将产生深远影响。

第九届、第十届全国人大常委会副委员长许嘉璐先生，国家卫生计生委副主任、国家中医药管理局局长、中华中医药学会会长王国强先生，我国著名医史文献专家、中国中医科学院马继兴先生在百忙之中为丛书作序，我们深表敬意和感谢。

由于参与校注整理工作的人员较多，水平不一，诸多方面尚未臻完善，希望专家、读者不吝赐教。

国家中医药管理局中医药古籍保护与利用能力建设项目办公室

二〇一四年十二月

许 序

"中医"之名立，迄今不逾百年，所以冠以"中"字者，以别于"洋"与"西"也。慎思之，明辨之，斯名之出，无奈耳，或亦时人不甘泯没而特标其犹在之举也。

前此，祖传医术（今世方称为"学"）绵延数千载，救民无数；华夏屡遭时疫，皆仰之以度困厄。中华民族之未如印第安遭染殖民者所携疾病而族灭者，中医之功也。

医兴则国兴，国强则医强。百年运衰，岂但国土肢解，五千年文明亦不得全，非遭泯灭，即蒙冤扭曲。西方医学以其捷便速效，始则为传教之利器，继则以"科学"之冕畅行于中华。中医虽为内外所夹击，斥之为蒙昧，为伪医，然四亿同胞衣食不保，得获西医之益者甚寡，中医犹为人民之所赖。虽然，中国医学日益陵替，乃不可免，势使之然也。呜呼！覆巢之下安有完卵？

嗣后，国家新生，中医旋即得以重振，与西医并举，探寻结合之路。今也，中华诸多文化，自民俗、礼仪、工艺、戏曲、历史、文学，以至伦理、信仰，皆渐复起，中国医学之兴乃属必然。

迄今中医犹为国家医疗系统之辅，城市尤甚。何哉？盖一则西医赖声、光、电技术而于20世纪发展极速，中医则难见其进。二则国人惊羡西医之"立竿见影"，遂以为其事事胜于中医。然西医已自觉将入绝境：其若干医法正负效应相若，甚或负远逾于正；研究医理者，渐知人乃一整体，心、身非如中世纪所认定为二对立物，且人体亦非宇宙之中心，仅为其一小单位，与宇宙万象万物息息相关。认识至此，其已向中国医学之理念"靠拢"矣，虽彼未必知中国医学何如也。唯其不知中国医理何如，纯由其实践而有所悟，益以证中国之认识人体不为伪，亦不为玄虚。然国人知此趋向者，几人？

国医欲再现宋明清高峰，成国中主流医学，则一须继承，一须创新。继承则必深研原典，激清汰浊，复吸纳西医及我藏、蒙、维、回、苗、彝诸民族医术之精华；创新之道，在于今之科技，既用其器，亦参照其道，反思己之医理，审问之，笃行之，深化之，普及之，于普及中认知人体及环境古今之异，以建成当代国医理论。欲达于斯境，或需百年欤？予恐西医既已醒悟，若加力吸收中医精粹，促中医西医深度结合，形成21世纪之新医学，届时"制高点"将在何方？国人于此转折之机，能不忧虑而奋力乎？

予所谓深研之原典，非指一二习见之书、千古权威之作；就医界整体言之，所传所承自应为医籍之全部。盖后世名医所著，乃其秉诸前人所述，总结终生行医用药经验所得，自当已成今世、后世之要籍。

盛世修典，信然。盖典籍得修，方可言传言承。虽前此50余载已启医籍整理、出版之役，惜旋即中辍。阅20载再兴整理、出版之潮，世所罕见之要籍千余部陆续问世，洋洋大观。

今复有"中医药古籍保护与利用能力建设"之工程，集九省市专家，历经五载，董理出版自唐迄清医籍，都400余种，凡中医之基础医理、伤寒、温病及各科诊治、医案医话、推拿本草，俱涵盖之。

噫！璐既知此，能不胜其悦乎？汇集刻印医籍，自古有之，然孰与今世之盛且精也！自今而后，中国医家及患者，得览斯典，当于前人益敬而畏之矣。中华民族之屡经灾难而益蕃，乃至未来之永续，端赖之也，自今以往岂可不后出转精乎？典籍既蜂出矣，余则有望于来者。

谨序。

第九届、十届全国人大常委会副委员长

许嘉璐

二〇一四年冬

王 序

　　中医学是中华民族在长期生产生活实践中，在与疾病作斗争中逐步形成并不断丰富发展的医学科学，是中国古代科学的瑰宝，为中华民族的繁衍昌盛作出了巨大贡献，对世界文明进步产生了积极影响。时至今日，中医学作为我国医学的特色和重要医药卫生资源，与西医学相互补充、相互促进、协调发展，共同担负着维护和促进人民健康的任务，已成为我国医药卫生事业的重要特征和显著优势。

　　中医药古籍在存世的中华古籍中占有相当重要的比重，不仅是中医学术传承数千年最为重要的知识载体，也是中医为中华民族繁衍昌盛发挥重要作用的历史见证。中医药典籍不仅承载着中医的学术经验，而且蕴含着中华民族优秀的思想文化，凝聚着中华民族的聪明智慧，是祖先留给我们的宝贵物质财富和精神财富。加强对中医药古籍的保护与利用，既是中医学发展的需要，也是传承中华文化的迫切要求，更是历史赋予我们的责任。

　　2010 年，国家中医药管理局启动了中医药古籍保护与利用能力建设项目。这既是传承中医药的重要工程，也是弘扬优秀民族文化的重要举措，不仅能够全面推进中医药的有效继承和创新发展，为维护人民健康做出贡献，也能够彰显中华民族的璀璨文化，为实现中华民族伟大复兴的中国梦作出贡献。

相信这项工作一定能造福当今，嘉惠后世，福泽绵长。

国家卫生与计划生育委员会副主任

国家中医药管理局局长

中华中医药学会会长

王国施

二〇一四年十二月

马 序

新中国成立以来，党和国家高度重视中医药事业发展，重视古籍的保护、整理和研究工作。自 1958 年始，国务院先后成立了三届古籍整理出版规划小组，分别由齐燕铭、李一氓、匡亚明担任组长，主持制订了《整理和出版古籍十年规划（1962—1972）》《古籍整理出版规划（1982—1990）》《中国古籍整理出版十年规划和"八五"计划（1991—2000）》等，而第三次规划中医药古籍整理即纳入其中。1982 年 9 月，卫生部下发《1982—1990 年中医古籍整理出版规划》，1983 年 1 月，中医古籍整理出版办公室正式成立，保证了中医古籍整理出版规划的实施。2002 年 2 月，《国家古籍整理出版"十五"（2001—2005）重点规划》经新闻出版署和全国古籍整理出版规划领导小组批准，颁布实施。其后，又陆续制定了国家古籍整理出版"十一五"和"十二五"重点规划。国家财政多次立项支持中国中医科学院开展针对性中医药古籍抢救保护工作，文化部在中国中医科学院图书馆专门设立全国唯一的行业古籍保护中心，国家先后投入中医药古籍保护专项经费超过 3000 万元，影印抢救濒危珍、善、孤本中医古籍 1640 余种，开展了海外中医古籍目录调研和孤本回归工作。2010 年，国家财政部、国家中医药管理局安排国家公共卫生专项资金，设立了"中医药古籍保护与利用能力建设项目"，这是继 1982～1986 年第一批、第二批重要中医药古籍整理之后的又一次大规模古籍整理工程，重点整理新中国成立后未曾出版的重要古籍，目标是形成并普及规范的通行本、传世本。

为保证项目的顺利实施，项目组特别成立了专家组，承担咨询和技术指导，以及古籍出版之前的审定工作。专家组中的许多成员虽逾古稀之年，但老骥伏枥，孜孜不倦，不仅对项目进行宏观指导和质量把关，更重要的是通过古籍整理，以老带新，言传身教，培养一批中医药古籍整理研究的后备人才，促进了中医药古籍保护和研究机构建设，全面提升了我国中医药古籍保护与利用能力。

作为项目组顾问之一，我深感中医药古籍保护、抢救与整理工作的重要性和紧迫性，也深知传承中医药古籍整理经验任重而道远。令人欣慰的是，在项目实施过程中，我看到了老中青三代的紧密衔接，看到了大家的坚持和努力，看到了年轻一代的成长。相信中医药古籍整理工作的将来会越来越好，中医药学的发展会越来越好。

欣喜之余，以是为序。

中国中医科学院研究员

马继兴

二〇一四年十二月

校注说明

　　《医经津渡》为清代官宦及医家范在文撰。范在文，字美中，又字于兹，山西汾州府介休县（今山西晋中介休市）人，生于乾隆三十六年（1771），卒于道光年间。少时诵读科举业，自幼喜览《内经》，闲暇之时究心于《本草》。乾隆三十九年（1774）遵父命拜当地名医李再阳为师，习医十二载，医术渐精，远近闻名，造门而请谒者履常满。久而自思，"脏腑为生人之本原，经络乃周身之要道，脉又脏腑、经络之总汇而流露于外者也，至隐至微，非浅尝所能知。业是道者，往往于五运六气、三部九候、升降顺逆之理不甚留意，非偏于补即失之攻，予因是怃然。殚心竭虑三十余年，不揣固陋，欲编辑成书"。据《医经津渡·自序》载，嘉庆七年（1802）撰成初稿四卷，嘉庆二十三年（1818）由安怀堂刊刻而成书。道光三年（1823）安怀堂重刻并加王以衔后序。范氏曾官于吏部，并勤于医道，著有医书多种，除《医经津渡》外，尚有《卫生要诀》四卷、《增补达生篇》一卷、《药性赋音释》不分卷等流传于世。

　　本书为阐述中医理论及养生的专门之作，一些内容源自历代医籍，如张介宾《类经图翼》、李时珍《濒湖脉学》、高濂《遵生八笺》及道学书籍《炉玉心经》等，全书内容条分缕析，简明扼要。根据《中国中医古籍总目》《中国古医籍书目提要》等目录工具书记载，并结合实地版本调查结果显示，目前仅存清道光三年癸未（1823）重刻本，且全书保存较好。本次整理以南京中医药大学图书馆馆藏清道光三年癸未（1823）安怀堂重刻本为底本，采取对校、本校、理校、他校相结合对全文内容进行校勘。他校主要参考《重广补注黄帝内经素问》（1963年人民卫生出版社明顾从德影印本），《灵枢经》（1956年人民卫生出版社据明赵府居敬堂影印本），晋·王叔和《脉经》（1956年人民卫生出版社广勤书堂影印本）等。

主要校注原则如下：

1. 对原书进行标点。

2. 繁体字均改为规范简化字。

3. 全文中避讳字，如"元"避"玄"等，径改不出校。

4. 文中俗写字、古字、异体字，径改，不出校。

5. 文中通假字保留原状，并出校说明。

6. 目录与正文有出入者，依照正文订正，不出校。

7. 底本正文前原有"新登洪　耀守愚　河东弟麟瑛紫峰校阅　侄铝钫堂　钫芸轩　钿引全　男钬荔园　铽元鼎　钣同编次"字样，一并删去，不出校。

序 一

医家书肇自轩辕，然《素问》或多羼杂①，《灵枢》难免依
讬②。三代以后，《金匮玉函》递相祖述。延及金元，有河间易
水之学，门户遂分。且卷帙丛萃③，议论偏主④，览者莫由统其
宗而挈其纲，若涉大水，茫无津涯，其不折梶漂舵，珊磕于
矶⑤，沦没于渊者几希⑥。玉屏范君，忧夫歧途之日出也，爰为
之祛繁而就简，举要以赅详，出所心得，笔之于书。昔黄帝问
岐伯以人之经络，尽书其言，藏于灵兰之室⑦。洎⑧雷公请问，
乃坐明堂⑨授之。然则，经络者，固医经之总领也。是书有图
有说，腑脏无一不备，腧穴铜人铸式若似，而其所兢兢致意者，
则在乎五运六气盛衰生克之间。考运气之说，半出《内经》，而
答问粉糅⑩，殊苦难读。宋刘温舒稍阐其奥，逮⑪金刘完素反复
辨论而专属攻伐，为后人所诟病。明熊宗立编作歌辞，乃推干

---

① 羼（chàn 颤）杂：混杂。羼，羊群杂居。
② 依讬：伪仿。
③ 丛萃：茂盛。此指卷帙浩繁。
④ 偏主：偏执于各自主张。
⑤ 珊磕于矶：木船撞击岩礁声。珊磕，象声字。矶，水中的岩礁。
⑥ 希：通"稀"。罕见。《吕氏春秋·原乱》"祸希不及身"。
⑦ 灵兰之室：灵兰：古代指灵台和兰台。传说古代黄帝藏书之地，后
又代指医学经典《黄帝内经》。
⑧ 洎（jì 既）：到。
⑨ 明堂：古代帝王宣明政教的场所。传说雷公问人的经络血脉，黄帝
坐明堂而授之，故后世医家又把人体经络穴位图为"明堂图"。
⑩ 粉糅（róu 柔）：混杂不齐。糅，杂乱。
⑪ 逮：原作"逯"，据文义改。

支决生死，参以星卜，颇近于诞。今范君言皆平正而义实湛深，绝无二者之弊。盖合天时地气人事而一之，而又以《洪范》《左传》《史记》《太极图说》诸书证其同异。医术也而儒者之业具专，岂不难哉！且夫治疾于已然，不如治疾于未然，此扁鹊兄弟①之优劣所由定也。而尤贵以不治治之。以不治治之者何？出入饮食哀乐之事，勿使壅闭湫底②，以露③其体。斯运通气和，经络调畅而可以无疾。卷末条列非欲、服饵、导引，遁入道家。然养身者准而行之，既④有益于节宣。施治疗者先持是书为指南，于以旁稽古籍而别源流，庶不至卤莽灭裂⑤，罔所适从。觉迷之功，即以当慈航宝筏观可也。范君少习儒，研医理，奏效不可胜数，志在救俗医之失，返诸本原。本原明，则津要得，以之渡世，虽遇危疾，如惊涛险峡而朗然，无所援于中。名曰"津渡"，盖寓撰录微意云。

时嘉庆十有九年岁次甲戌秋季

日讲起居注官翰林院侍讲充国史馆总纂泾愚弟朱琦拜譔⑥

于都中小万卷斋

---

① 扁鹊兄弟：扁鹊三兄弟的医术，大哥防病于未然，二哥治病于萌芽，扁鹊善治危急重症。

② 湫（qiū 秋）底：淤滞。

③ 露：羸弱疲惫。《左传·昭公元年》"勿使有所壅闭湫底，以露其体"。杜预注："露，羸也"。

④ 既：副词。不久，随即。

⑤ 卤莽灭裂：即鲁莽灭裂。言行粗疏草率。卤通"鲁"，唐杜甫《空囊》诗："世人共卤莽，吾道属艰难"。

⑥ 譔：同"撰"。

序 二

尝读《子华子》①"医者，意也"一语，辄叹此书虽伪作而所见者精也。余素不解医，窃②谓医之为道与作文同。文贵审题之虚实，而旁推交通，以意运之；医贵审症之虚实，而按经切脉，以意逆③之。故同一题也，有注上注下之分；同一症也，有毗阴毗阳之异。移步换形，不容偏执。顾文之工拙，关乎己之学业；医之工拙，关乎人之性命，不綦④重欤？是在熟精于规矩之中，神明于规矩之外，方得十全为上焉。医书莫古于《内经》，深奥古懋⑤，非浅尝所能解。自是之后，作者代兴不可枚举，要皆各抒所见而已。余姻家范君于兹于诵读之暇，专精此道数十年，诚有起死回生之绝伎⑥，远近闻其名，造门而请谒者履常满。向有《卫生要诀》《达生篇》《再斟集》行世已久，兹编辑是书，名曰《津渡》，标举经络穴道，复句疏而字解之。而又兢兢于五运六气、生克升降之理，间考证于天时地气人事，与夫《太极图说》诸书，宏深肃括，缕析条分，治内治

---

① 子华子：见于《列子》，为春秋战国时期晋国哲学家子华子所著的道家养生书籍。曾被认为是后世托名之作。近年学术界认为是战国末期著作。

② 窃：谦辞，指自己。

③ 逆之：迎之。逆，迎也。

④ 綦（qí 其）：极。

⑤ 古懋：年代久远，内容繁多。懋，通"茂"。《书·大禹谟》："予懋乃德，嘉乃丕绩。"

⑥ 绝伎：超人的本领。伎，技艺。

外，一以贯之矣。昔君家文正公①云："吾读书，要为宰辅②，得时行道，可以活天下人之命。不然，时不我与，则当读黄帝书，究医家奥旨，是亦一活人也。"可见君子之重人命，不以穷达易念如此，而公卒未闻以医显。君既精于医，由京秩③洊陟④司马，行将溥⑤慈祥于一方，推其道以苏夸伤⑥而培元气，有觉迷济人之妙用焉，即谓是书为君治谱⑦也可。

时嘉庆十七年长至⑧后一日

太仆寺卿稽查觉罗左翼宗学前顺天府府尹眷世弟阎泰和拜识

医经津渡

二

---

① 文正公：北宋政治家、文学家范仲淹的谥号。

② 宰辅：宰相。

③ 京秩：京官。

④ 洊（jiàn）陟：荐举。

⑤ 溥（fū 敷）：通"敷"。施予。《诗·商颂·长发》："敷政优优，百禄是道。"

⑥ 夸伤：柔弱伤损。夸，通"侉"，柔弱。《淮南子·倚姤割》："曼颊皓齿，形夸骨佳。"

⑦ 治谱：指称颂父子兄弟居官有治绩之典。文中引以称颂《医经津渡》。

⑧ 长至：冬至为小至，夏至为长至。

序 三

　　昔唐人许嗣宗①曰："医者，意也"。古之上医，病与脉直②，惟用一物攻之。今人以情度病，多其物以幸有功。譬如猎不知兔，广络原野，冀一兔之获，术亦疏矣。夫人身一小天地也，天有阴阳风雨晦明，人有经络血脉荣卫。究其脉之虚实，参以阖辟寒暑，出入喜怒哀乐之节，然后投以汤剂，砭以针石，故病可却而效可奏也。若徒泥于成说，胶固而不能变通，古方新病安能相值？是犹航断港绝潢③，而望测夫海也，不亦难欤？余友范君，博通群书，而于医术尤精。不拘一方，不执一说，凡有所投，无不立效。专事于五运六气，研辨乎脏腑经络，历数十年，采辑群书，勒为一编。汰粗存液④，芟⑤繁归简，名曰《医经津渡》，将以扶危拯颠，而觉世之沉溺不悟者也。阅是编者，神明而变通之，庶不至多方幸获，自误以误人也，岂不幸哉？

士⑥出身翰林院编修充英殿⑦文颖馆治河方略纂修官

愚弟张敦颐顿首拜叙

---

　　①　许嗣宗：隋唐时期医药学家许胤宗，因避宋太祖赵匡胤名讳，改为许嗣宗。

　　②　直：相当。

　　③　犹航断港绝潢而望测夫海也：语出唐·韩愈《昌黎集·送王秀才序》，原作"犹航断港绝潢望至于海也"。意为如"在断港绝潢行船，还期望能到大海一样"。比喻无法到达目的地的道路。潢，港汉。

　　④　液：津液。此作"精"解。

　　⑤　芟（shān 删）：删除。

　　⑥　士：进士。以示作序者谦恭。下同。

　　⑦　英殿：武英殿。

自 序

予十二龄宿馆中夜读，暇辄摹绘《本草》诸图，继阅各药注解，颇异之，以为起人沉疴，益人神智，延年永寿，反掌事耳。遂于架上所贮各卷，悉留览焉。年余而成诵者七种。乾隆甲午，从学于李再阳师，师医理通神。时家口众多，疾痛时作，先君子延师诊之，不数旬而诸病悉起。先君子既服师之神于医，又恐其道之无传也，乃命于馆课之余请益焉。师偶试以所阅诸种，皆能背诵，顾①而乐之曰："孺子可教矣。"如是者十有二年，既而与冀国全、李百年、张运泰、马肇翁诸友交，学业稍稍进，偶有所试，尚无错误。然壮年豪躁②寡阅，历遇险症，每乐为之，由是传闻过实，门庭如市。久而自思，脏腑为生人之本原，经络乃周身之要道，脉又脏腑经络之总汇而流露于外者也，至隐至微，非浅尝所能知。业是道者，往往于五运六气、三部九候、升降顺逆之理不甚留意，非偏于补即失之攻。予因是怃然③，殚心竭虑三十余年，不揣固陋，欲编辑成书。壬戌供职端僚，退食④时旁搜古籍，汇为是册。脏腑经络则图注之，脉经体象则句释之，至生克制化以及调和导引，卫生家所当奉为圭臬⑤者，一一标其

---

① 顾：回头。
② 豪躁：即"豪燥"。性格奔放。
③ 怃（wǔ 伍）然：怅然失意貌。
④ 退食：朱熹集传："退食，退朝而食于家也。"此指公余休息时。
⑤ 圭臬（guīniè 归聂）：标准。

旨趣。非敢谓提要钩玄①，亦庶使业医者得正大之门，事亲者知定省②之准，是则予之所厚望者。爰付剞劂③，目曰《津渡》，幸海内名贤共垂鉴焉。

嘉庆甲戌秋仲绵上于兹范在文识于都门听云话月山房

---

① 钩玄：探求精深的道理。
② 定省：晚辈探询亲长。
③ 剞劂：刻印。

凡 例

　　是书以脏腑经络为首重，故特于篇首绘表里图，庶使学者一目了然，知脏腑有表里，得病有深浅，无虞畸重畸轻之弊。

　　经络贵周流，即营卫之大端也。有某脏周流至某脏，由某腑周流至某腑，知循环之理、合调息之法，养生之道得大半矣。故是书特于表里之下，即条分而缕析之，庶学者知穷源溯委，如引水灌田，疏导得宜，则源源相济，无少阻隔矣。

　　经络有次第焉。人之一身，经络由何处始、由何处交，其支者从某处出、从某处又交。惟手少阴无支，故直自本经少冲穴而交于手太阳也。循环不已，河源滚滚，复交于手太阴。少有不调，略为参差，诸病生矣，可弗慎诸？

　　是书首重脏腑、经络。盖人之患病，或系内因，或系外因；非脏受之，即腑受之；非中于经，即中于络。脏受者在里，腑受者在表，知脏腑则表里分矣。经者直，络者横，直者宜疏，横者宜密，知疏密则阴阳判矣。医者舍此不讲，如涉大海无指南，苍茫一片，何所适从？故是书首重之。

　　是书欲人易晓，故于脏腑特图注之。夫脏腑之相去远近、尺寸大小，皆随人之周身寸为定，故大人、小儿无不相同。周身寸，男以左手中指中一段曲折处，第一节内曲纹至第二节内曲纹量之为一寸，女以右手中指中一段曲折处，第一节内曲纹至第二节内曲纹量之为一寸。如此量加，则尺寸定而大小亦定矣。尺寸大小既定，则察病之深浅、用药之轻重。若网在纲、如舟得橹，提携既便，周转自如矣。故不惮烦琐，勉力绘图，业医者尽心体会，庶可得其要领。

脏腑必为分注，夫一脏有一脏之病，即有一脏之穴，知其穴之名目，则知其为某脏之病，应用某脏之药。一腑有一腑之病，即有一腑之穴，知其穴之名目，则知其为某腑之病，应用某腑之药。故是书特将五脏六腑分晰绘图，庶学者便于考核，由浅入深，是亦问津之一助云。

脏腑经络必为合注，夫脏腑、经络不分注，则不能了如指掌；不合注，又漫无统属，不知何者居上，何者居下，何者居左，何者居右。体认不真，胸无定见，何由知病之浅深，以定药之重轻乎？故是书又合注之，使学者既知其分，又知其合。分之为各具一太极①，合之为统此一太极，能分能合，则攸②往咸宜。真知灼见，不至为病所惑，所谓一发中的，药用当而通神也。

正经之外复有奇经。奇经之脉，厥数维八，而其要者，厥惟任督，阴阳纲领，不可少惑。故辑是书，特于任督二脉亦绘为图，庶业医者知阴阳之大端矣。

人身内外各有尺寸，并有斤两，尺寸以周身寸定式，前已言之详矣；斤两亦以周身寸之升斗合之，如会厌三寸半可容五合，以此类推。尺寸既定，斤两升斗亦无不毕现矣。

人之一身手足阴阳与天地同体，盖人身一小天地，故手足阴阳应十二月，知某经应某月，则水火金木各有专司，土旺中央，寄于四季。如此春宜长养，夏宜旺相，秋宜收敛，冬宜闭藏。随时调摄，应候起居，寒暑不侵，人无疾病矣。故是书以春夏秋冬绘为手足阴阳相应之图，学者熟习焉而知其蕴奥，得

---

① 太极：宋代理学家认为"太极"即"理"。如朱熹《语类》言"太极""总天地万物之理"。

② 攸：所。

其指归，神而明之，默而运之，渺然之身与造化相接应。盈虚消息之理既明，进退存亡之道自得，故三、四月而两阳合明，九、十月而两阴交尽矣。手足左右之道不外乎是，善学者其体之。

是书于人之上中下三焦特为分明注解，又恐言不尽意，不能十分详晰，长言之转至求明反晦，故又绘宗营卫三气之图，使阅者一览便知，无烦思索。上中下之理既明，天地人之道亦得矣。盖养身之道，务使应升者升，应降者降，升降合宜，阴阳和矣。阴阳既和，病无由作，与天同体，与地合德，身处其中，既无太过，亦无不及，饮食有度，起居合节，应之者长生，逆之者夭折，如环之转，永远不息。不息则久，自无灾疾。世之贪嗔、痴爱、固执而不化者，真堪太息，试思富贵功名付与汝身，汝身不存，富贵何有？甚矣！三焦之不可不讲也。

面部乃人之外露者，观形察色惟面是准，然面部各有名目，不知名目无由稽考，故是书亦图绘之。

脏腑之色必见面部，知面部之位，则知脏腑之所统辖之，知脏腑之所统辖，则知病之所在矣。故是书亦图注之。

肢节皆见于面部，凡肢节之有病者，面必见之。临症之法，望为第一。故是书于肢节之应于面部者，亦图注之。庶业是术者，可以一望而知病者之所苦，再加以闻、问、切，则无误矣。

十二经穴脉起止并十二经穴脉起止部位不详悉注明则漫无指归，故是书于何处起、何处止、何者为某经之穴、穴在某处，一一注明，使学者易于察识。

五脏悉合五行，不明五脏与五行相合，则生克制化之理全失矣。大凡相生者顺，相克者逆，五行贵相生，五脏亦贵相生。反之则相克，相克则病作。是书故直切指点，如形在镜，豁然目前。

诸脏皆有腑，如胆为肝之腑，小肠为心之腑，大肠为肺之腑，胃为脾之腑，膀胱为肾之腑，三焦为孤腑。知此则某腑与某脏相近，腑病则脏因之。是亦思患预防之一大端也。

脉应三关，寸关尺乃上中下也，左右各三为六，每部有浮中沉，三三为九，此三部九候十八规之要领也。

人之形体与八卦同，何也？如左三右七、戴九履一、二四为肩、六八为足。卦以人定，星以人定，则人亦可以卦定矣。是以乾首、离目、坎耳、兑口、坤腹、艮手、巽股、震足各有专属。气乾血坤，精坎火离，肉兑骨艮，皮巽筋震各有专司。知此则无病者为既济①，有病者为未济②，知水火、火水之道，则六十四卦之理列于目前，而三百八十四病、五百一十二疾③，按八按六，可探原究委矣。

① 既济：《易》卦名，坎上离下为既济，离为火，坎为水。此指阴阳调和。

② 未济：《易》卦名，离上坎下为未济。此指阴阳相乖。

③ 五百一十二疾：印度佛教称四魔各一百一病，共四百四病。中国道教医学以卦爻应和疾病，《周易》六十四卦、三百八十四爻称三百八十四病；六十四卦按八卦相乘一百二十八病，共五百一十二疾。

目 录

卷 二

卷 三

卷 一

十二经脏腑表里图

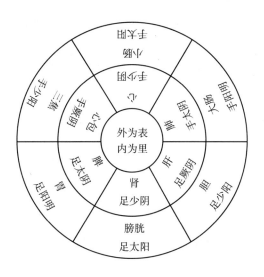

经络周流始末

人身正脉，十有二经。每于平旦寅时，营气始于中焦，上注手太阴肺经，自胸中而出于中府，至于少商，以次行于手阳明大肠等十二经，终于足厥阴肝经，而复始于太阴之肺也。凡手之三阴，从脏走手；手之三阳，从手走头。足之三阳，从头走足；足之三阴，从足走腹。周流不息，如环无端。行之迟速，总有定则，前后次序，全无陨越①，内行于

① 陨（yǔn 允）越：失职。

身，外应于脉。风寒暑湿，感之成疾，学者其尽心焉。

经络次序

十二经络，始于手太阴，其支者，从腕后出次指端而交于手阳明。手阳明之支者，从缺盆上挟口鼻而交于足阳明。足阳明之支者，从跗上出大指端而交于足太阴。足太阴之支者，从胃别上膈，注心中而交于手少阴。手少阴无支者，直自本经少冲穴而交于手太阳。手太阳之支者，别颊上至目内眦，而交于足太阳。足太阳之支者，从膊内左右别下合腘中，下至小指外侧端而交于足少阴。足少阴之支者，从肺出注胸中，而交于手厥阴。手厥阴之支者，从掌中循小指次指出其端，而交于手少阳。手少阳之支者，从耳后出至目锐眦，而交于足少阳。足少阳之支者，从跗上入大指爪甲出三毛，而交于足厥阴。足厥阴之支者，从肝别贯膈，上注肺，入喉咙之后，上额循巅，行督脉，络阴器，过毛中，行任脉，入缺盆，下注肺中而复交于手太阴也。

十二经起止要诀

经始太阴而厥阴最后，穴先中府而终则期门[①]。原夫肺脉胸中始生，出腋下而行于少商，络食指而接乎阳明。大肠起自商阳终迎香于鼻外，胃历承泣而降，寻历兑于足经。脾自足之隐白，趋大包于腋下。心由极泉而出，注小

① 期门：原作“少商”，据《类经图翼·卷三》改。

指之少冲。小肠兮起端于少泽，维肩后上络乎听宫。膀胱穴自睛明，出至阴于足外。肾以涌泉发脉，通俞府于前胸。心包起乳后之天池，络中冲于手中指。三焦始名指之外侧，从关冲而丝竹空。胆从瞳子髎穴，连窍阴于足之四指。肝因大敦而上，至期门而复于太阴肺经。

经络穴道总数

手太阴肺经　左右共二十二穴

手阳明大肠经　左右共四十穴

足阳明胃经　左右共九十穴

足太阴脾经　左右共四十二穴

手少阴心经　左右共十八穴

手太阳小肠经　左右共三十八穴

足太阳膀胱经　左右共一百二十六穴

足少阴肾经　左右共五十四穴

手厥阴心包络经　左右共一十八穴

手少阳三焦经　左右共四十六穴

足少阳胆经　左右共八十六穴

足厥阴肝经　左右共二十八穴

十二经左右穴共六百零八处

又，任脉二十四穴、督脉二十八穴，共五十二穴，连十二经共六百六十处。

手太阴肺经左右共二十二穴

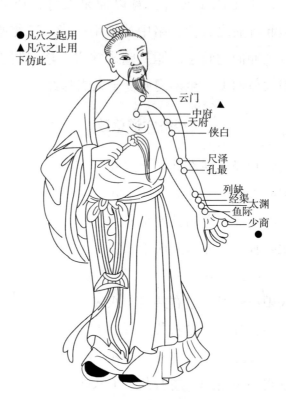

●凡穴之起用
▲凡穴之止用
下仿此

云门
中府
天府
侠白
尺泽
孔最
列缺
经渠
太渊
鱼际
少商

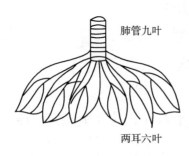

肺管九叶

两耳六叶

肺者，相傅之官，治节出焉。其形四垂，附着于脊之第三椎，中有二十四空，行列分布，以行诸脏之气，为脏之长，为心之盖。是经常多气少血，其合皮也，其荣毛也，开窍于鼻。《难经》曰：肺重三斤三两，六叶两耳，凡八叶，主藏魄。华元化曰：肺者，乃生诸气之原，五脏之华盖。虚如蜂窠，下无透窍，吸之则满，呼之则虚。

手阳明大肠经 左右共四十六

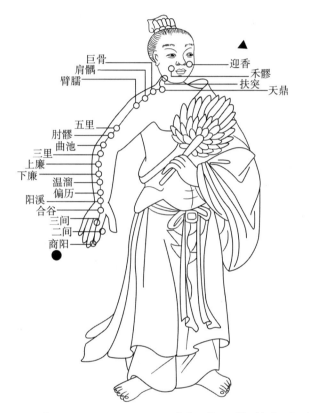

巨骨
肩髃
臂臑

五里
肘髎
曲池
三里
上廉
下廉
温溜
偏历
阳溪
合谷
三间
二间
商阳

迎香
禾髎
扶突
天鼎

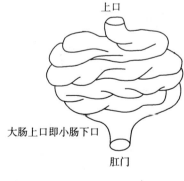

上口

大肠上口即小肠下口

肛门

大肠者，传道之官变化出焉。回肠当脐左回十六曲，大四寸，径一寸寸之少半，长二丈一尺，受谷一斗、水七升半。广肠傅脊以受回肠，乃出滓秽之路，大八寸，径二寸寸之大半，长二尺八寸，受谷九升三合八分合之一。是经多气多血。《难经》曰：大肠重二斤十二两。肛门重十二两。按：回肠者，以其回叠也。广肠者，即回肠之更大者。直肠者，又广肠之末节也，下连肛门，是为谷道后阴，一名魄门。总皆大肠也。

足阳明胃经 左右共九十穴

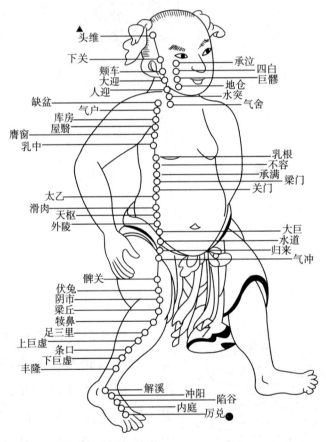

脾胃者，仓廪之官，五味出焉。胃者，水谷气血之海也。胃大一尺五寸，径五寸，长二尺六寸。横屈，受水谷三斗五升，其中之谷常留二斗、水一斗五升而满。是经多气多血。《难经》曰："胃重二斤一两"。

当上脘

贲门

胃当中
脘主腐

熟水谷
当下脘
胃之下口
当小肠上
口名幽门

足太阴脾经 左右共四十二穴

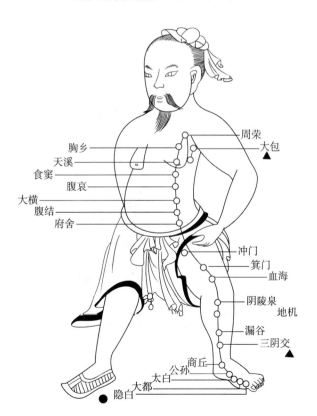

周荣

胸乡

大包 ▲

天溪

食窦

腹哀

大横

腹结

府舍

冲门

箕门

血海

阴陵泉

地机

漏谷

三阴交 ▲

商丘

公孙

太白

大都

隐白 ●

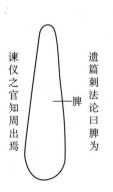

脾者，仓廪之官，五味出焉。形如刀锯①，与胃同膜，而附其上之左。俞当十一椎下，闻声则动，动则磨胃而主运化。其合肉也，其荣唇也，开窍于口。是经常多气少血。《难经》曰："脾重二斤三两，广扁三寸，长五寸，有散膏半斤。主裹血，温五脏，主藏意与智"。滑氏曰：掩乎太仓。华元化曰：脾主消磨五谷，养于四傍。

手少阴心经 左右共十八穴

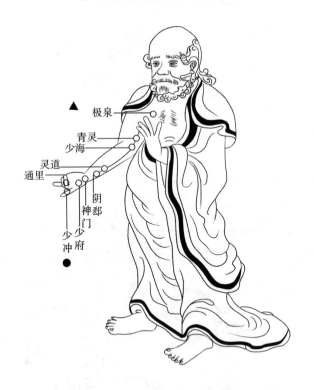

---

① 锯：《类经图翼》卷三作"镰"，义胜。

心者，君主之官，神明出焉。心居肺管之下、隔膜之上，附著脊之第五椎。是经常生^①血多气。其合脉也，其荣色也，开窍于耳，又于^②舌。《难经》曰："心重十二两，中有七孔三毛，盛精汁三合，主藏神"。心象尖圆，形如莲蕊，其中有窍，多寡不同，以导引天真之气，下无透窍，上通乎舌，共有四系以通四脏。心外有赤黄裹脂，是为心包络。心下有膈膜，与脊胁周回相著，遮蔽浊气，使不得上熏心肺，所谓膻中也。

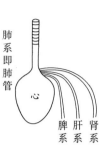

肺系即肺管

心

脾肝肾
系系系

手太阳小肠经 左右共三十八穴

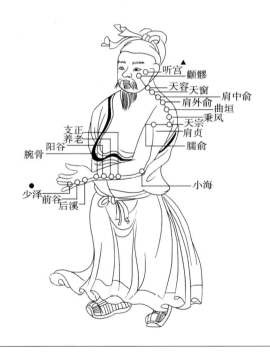

① 生：《类经图翼》卷三作"少"，义胜。
② 于：《类经图翼》卷三作"曰"。

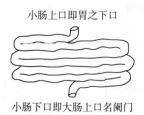

小肠上口即胃之下口

小肠下口即大肠上口名阑门

小肠者，受盛之官，化物出焉。小肠后附于脊，前附于脐上，左回叠积十六曲，大二寸半，径八分分之少半，长三丈二尺，受谷二斗四升，水六升三合合之大半。小肠上口在脐上二寸近脊，水谷由此而入。复下一寸，外附于脐，为水分穴，当小肠下口，至是而泌别清浊，水液渗入膀胱，滓秽流入大肠。是经多血少气。《难经》曰："小肠重二斤十四两。"

足太阳膀胱经左右共一百二十六穴

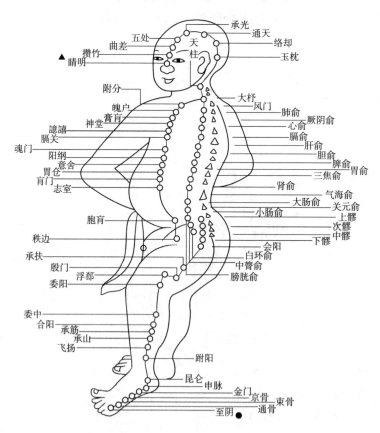

膀胱者，州都之官，津液藏焉，气化则能出矣。膀胱当十九椎，居肾之下，大肠之前，有下口，无上口，当脐上一寸水分穴处为小肠下口，乃膀胱上际，水液由此别回肠，随气泌渗而入。其出其入皆由气化，入气不化则水归大肠而为泄泻，出气不化则闭塞下窍而为癃肿。后世诸书有言其有上口无下口，有言上下俱有口者，皆非。是经多血少气。《难经》曰："膀胱重九两二铢，纵广九寸，盛溺九升九合"。口广二寸半①。

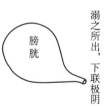

溺之所出，下联极阴

足少阴肾经左右共五十四穴

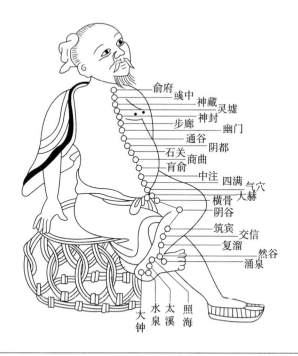

俞府 或中 神藏 灵墟 神封 步廊 幽门 通谷 阴都 石关 商曲 肓俞 中注 四满 气穴 大赫 横骨 阴谷 筑宾 交信 复溜 然谷 涌泉 大钟 水泉 太溪 照海

---

① 口广二寸半：《难经·四十二难》此句在另行"口广二寸半，唇至齿长九分……"与膀胱无涉。

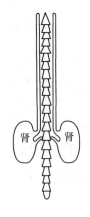

肾者，作强之官，伎巧出焉。肾附于脊之十四椎下，是经常少血多气，其合骨也，其荣发也，开窍于两阴。《难经》曰：肾有两枚，重一斤二两，主藏精与志。华元化曰："肾者，精神之舍，性命之根①"。肾有两枚，形如豇豆，相并而曲附于脊之两旁，相去各一寸五分，外有黄脂包裹，各有带二条，上条系于心，下条趋脊下大骨，在脊骨之端，如半手许，中有两穴，是肾带经过处，上行脊髓，至脑中连于髓海。

手厥阴心包络经左右共一十八穴

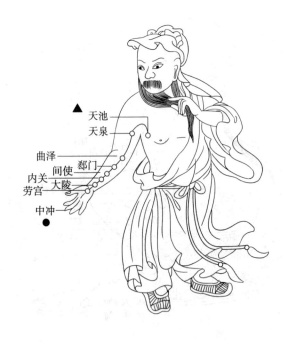

----

① 肾者……性命之根：语见《中藏经》卷中《论肾脏虚实寒热生死逆顺脉证之法》。

心包一脏，《难经》言其无形。滑伯仁曰："心包，一名手心主，以藏象校之，在心下横膜之上，竖膜之下，其与横膜相粘，而黄脂裹者，心也。脂膜之外，有细筋膜如丝，与心肺相连者，心包也[①]。"此说为是，凡言无形者非。又按《灵兰秘典论》有十二官，独少心包一官而多膻中者，臣使之官，喜乐出焉一节。今考心包藏居膈上，经始胸中，正值膻中之所，位居相火，代君行事，实臣使也。此一官者，其即此经之谓欤？

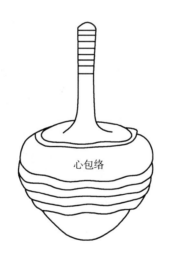

心包络

---

① 心包……心包也：语见《十四经发挥》卷中《十四经脉气所发篇》。

手少阳三焦经 左右共四十六穴

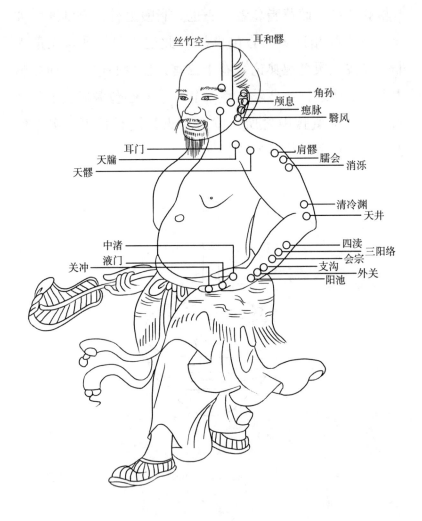

丝竹空　　耳和髎

角孙
颅息　瘈脉
翳风

耳门　　　肩髎
天牖　　　臑会　消泺
天髎

清冷渊
天井

中渚　　　四渎
液门　　　会宗　三阳络
关冲　　　支沟
　　　　　阳池　外关

三焦者，决渎之官，水道出焉。是经少血多气。

《中藏经》① 曰：三焦者，人之三元之气也。总领五脏

---

① 中藏经：原作"中经藏"，据文义乙正。

六腑，荣卫经络，内外左右上下之气。三焦通，则内外左右上下皆通。其于周身灌体，和内调外，荣左养右，导上宣下，莫大于此。

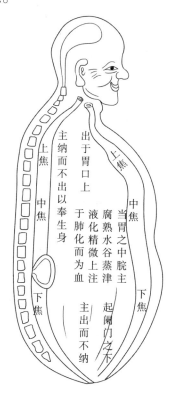

足少阳胆经左右共八十六穴

胆者，中正之官，决断出焉。《难经》曰：胆在肝之短叶间，重三两三铢，长三寸，盛精汁三合。是经多血少气。华元化曰：胆者，至清之府，号曰将军。[1] 主藏而不写[2]。

---

① 胆者……号曰将军：语出《中藏经》卷上《论胆虚实寒热生死逆顺脉证之法》。

② 写：通"泻"。《素问·上古天真论》："二八神气盛，天癸至，精气溢写。"

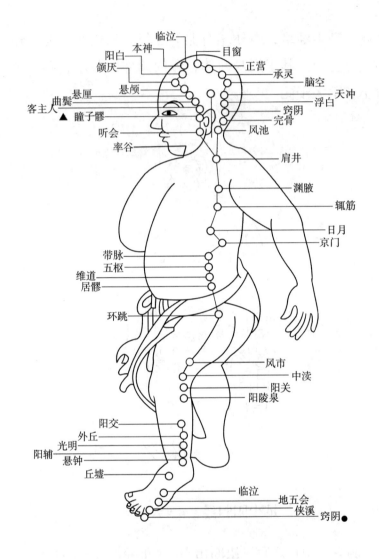

临泣
阳白　本神
颔厌
　　　悬厘
　悬颅
曲鬓
客主人
　　　瞳子髎 ▲
听会
率谷

目窗
正营
　承灵
　　脑空
　　　天冲
　　浮白
　窍阴
　完骨
风池
肩井
渊腋
辄筋
日月
京门

带脉
五枢
维道
居髎
环跳

风市
中渎
阳关
阳陵泉

阳交
外丘
光明
阳辅　悬钟
　丘墟

临泣
地五会
侠溪　窍阴●

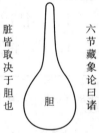

胆

六节藏象论曰诸

脏皆取决于胆也

足厥阴肝经 左右共二十八穴

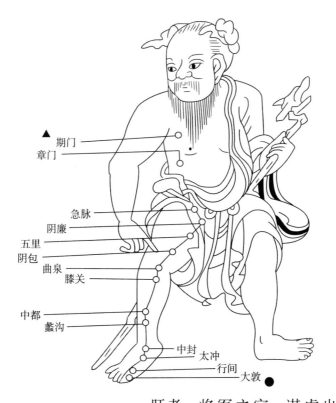

期门
章门
急脉
阴廉
五里
阴包
曲泉
膝关
中都
蠡沟
中封　太冲
行间
大敦 ●

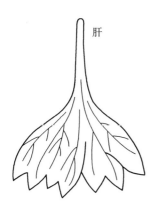

肝

肝者，将军之官，谋虑出焉。肝居膈下，上著脊之九椎下。是经常多血少气，其合筋也，其荣爪也，主藏魂，开窍于目，其系上络心肺，下亦无窍。《难经》曰："肝重二斤四两，左三叶、右四叶，凡七叶。"《刺禁论》曰：肝生于左。滑氏曰：肝之为脏，其治在左，其脏在右胁右肾之前，并胃著脊之第九椎。

任脉二十四穴

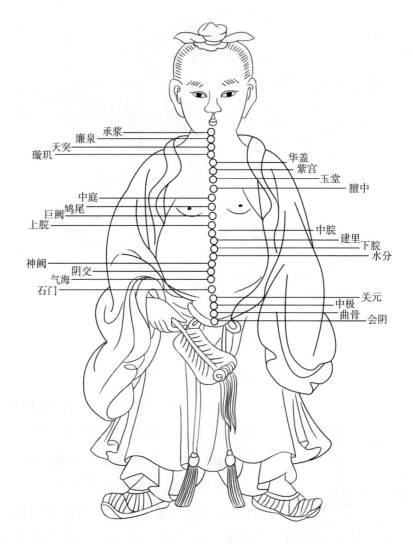

承浆
廉泉
天突
璇玑
华盖
紫宫
玉堂
膻中
中庭
巨阙
鸠尾
上脘
中脘
建里
下脘
水分
神阙
阴交
气海
石门
中极
关元
曲骨
会阴

督脉二十八穴

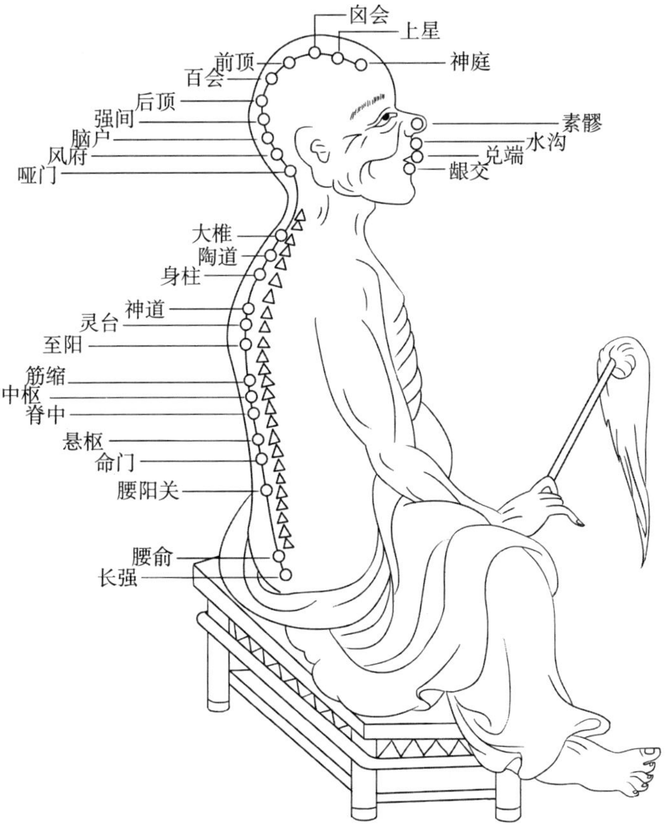

上面的图中标注：囟会、上星、前顶、百会、神庭、后顶、强间、素髎、脑户、兑端、水沟、风府、龈交、哑门、大椎、陶道、身柱、灵台、神道、至阳、筋缩、中枢、脊中、悬枢、命门、腰阳关、腰俞、长强

任督解

任督二脉，为人身阴阳之纲领。任行于腹，总诸阴之会，故为阴脉之海。督行于背，统诸阳之纲，故为阳脉之海。二脉皆起于会阴。启玄子①曰：《甲乙经》《图经》以

---

① 启玄子：唐代著名医家王冰，号启玄子。

任脉循背者谓之督脉，自少腹上者谓之任脉，亦谓之督脉，则是以背腹阴阳别为名目耳。然冲脉亦起于胞中，并足少阴而上行。是任脉、督脉、冲脉乃一源而三歧者。故人身之有腹背，犹天地之有子午；任督之有前后，犹二陆之分阴阳也。

内景图

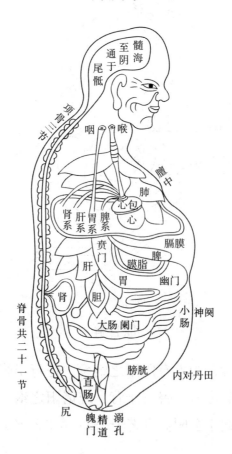

心系七节，七节之旁，中有小心，以肾系十四椎下，由下而上亦七节也。

旧图有精道循脊背，过肛门者，甚属非理。而且无子宫、命门之象，皆大失也，今改正之。

唇口喉舌肠胃尺寸数

唇至齿长九分，齿至会厌深三寸半，大容五合。舌重十两，长七寸，广二寸半。咽门重十两，广二寸半，至胃长一尺六寸。《难经》曰重十二两。喉咙，《难经》曰："重十二两，广二寸，长一尺二寸，计九节。"肠胃，自胃至肠总长五丈八尺四寸，受水谷九斗二升一合，合之大半。自唇所入，至肛所出，共长六丈四寸四分，小大回肠共三十二曲。

手足阴阳应十二月图

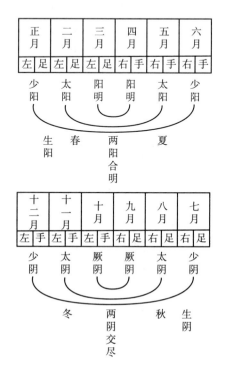

宗营卫三气图

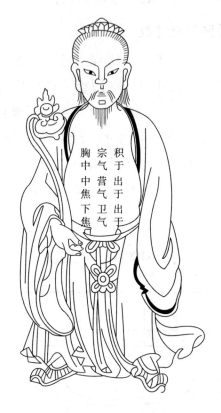

积于出于出于
宗气营气卫气
胸中中焦下焦

宗营卫三气解

宗气积于胸中，出于喉咙，以贯心脉而行呼吸。《决气篇》曰：上焦开发，宣五谷味，熏肤充身泽毛，若雾露之溉者，是谓宗气①。宗之为言大也。

营气者，阴气也，水谷之精气也。其精气之行于经者，为营气。营气出于中焦，并胃中，出上焦之后，上注

---

① 上焦开发……是谓宗气：语出《灵枢·决气》。

于肺，受气取汁化而为血，以奉生身，莫贵于此。其行始于太阴肺经，渐降而下，而终于厥阴肝经。随宗气而行于十二经隧之中，故曰清者为营，营行脉中。

卫气者，阳气也，水谷之悍气也。其浮气之剽疾滑利而不循于经者，为卫气。卫气出于下焦，渐升而上。每日平旦阴尽，阳气出于目之睛明穴，上行于头。昼自足太阳始，行于六阳经，以下阴分。夜自足少阴始，行于六阴经。复注于肾。昼夜各二十五周，不随宗气而自行于各经皮肤分肉之间，故曰浊者为卫，卫行脉外。

面部图

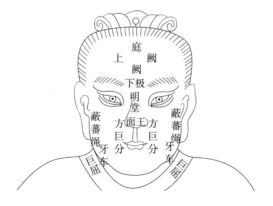

《五色篇》曰："明堂者，鼻也。阙者，眉间也。庭者，颜也。蕃者，颊侧也。蔽者，耳门也。[①]"绳者，腮也。除绳不必高大外，其明堂、阙、庭、蕃、蔽五者皆耸然高大。去之十步皆见于外，其人寿必百岁。明堂骨高以起、平以直，五脏次于中央，六腑挟其两侧，首面上于阙

---

① 明堂者……耳门也：语见《灵枢·五色》

庭，王宫在于下极①，五脏安于胸中，真色以致，病色不
见者，吉。

脏腑色见面部图

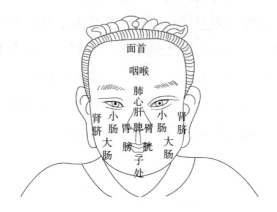

庭者首面也，阙上者咽喉也，阙中者肺也，下极者心
也，直下者肝也，肝左者胆也，下者脾也，方上者胃也，
中央者大肠也，挟大肠者肾也，当肾者脐也，面王以上者
小肠也②，面王以下者膀胱、子处也。

男子色在于面王，为小腹痛，下为卵痛，其圆直为
茎痛。在女子为膀胱、子处之病。必详审之，而后乃
确也③。

---

① 王宫在于下极：原无，据《类经图翼》卷四补。
② 面王以上者小肠也：原无，据《类经图翼·卷四》补。
③ 必详审之，而后乃确也：《类经图翼·卷四》作"散为痛，搏为
聚"，义胜。

肢节色见面部图

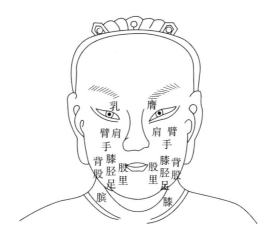

颧者肩也，颧后者臂也，臂下者手也，目内眦上者膺
乳也，挟绳而上者背也，循牙车以下者股也，中央者膝
也，膝以下者胫也，当胫以下者足也，巨分者股里也，巨
屈者膝膑也，此五脏六腑肢节之部也。

十二经穴脉起止

手太阴肺经　　起自中府穴，终于少商穴①。

手阳明大肠经　　起自商阳穴，终于迎香穴。

足阳明胃经　　起自承泣穴，终于厉兑穴②。

足太阴脾经　　起自隐白穴，终于大包穴。

---

① 起自中府穴，终于少商穴：原作"起自少商穴，终于中府穴"，据
《类经图翼》卷三《十二经脉起止歌》改。下同。

② 起自承泣穴，终于厉兑穴：原作"起自厉兑穴，终于头维穴。"据改
同上。

手少阴心经　起自极泉穴，终于少冲穴①。

手太阳小肠经　起自少泽穴，终于听官穴。

足太阳膀胱经　起自睛明穴，终于至阴穴②。

足少阴肾经　起自涌泉穴，终于腧府穴。

手厥阴心包经络　起自天池穴，终于中冲穴。

手少阳三焦经　起自关冲穴，终于丝竹空穴。

足少阳胆经　起自瞳子髎穴，终于窍阴穴③。

足厥阴肝经　起自大敦穴，终于期门穴。

十二经穴起止部位

肺　经

少商穴　在手大拇指段内侧去爪甲二分许陷者之中。

中府穴　在乳上三肋间，动脉应手。

大肠经

商阳穴　在手大指次指头内侧之肉端。

迎香穴　在鼻孔之旁五分斜缝中。

胃　经

历兑穴　在足大指次指之端去爪甲韭叶许。

头维穴　在额角入发际之本神旁一寸五分。

---

①　起自极泉穴，终于少冲穴：原作"起自少冲穴，终于极泉穴。"据《类经图翼》卷三《十二经脉起止歌》改。

②　起自睛明穴，终于至阴穴：原作"起自至阴穴，终于睛明穴"。据改同上。

③　起自瞳子髎穴，终于窍阴穴：原作"起自窍阴穴，终于瞳子髎穴"。据改同上。

脾　经

隐白穴　在足大指之端内侧去爪甲角如韭叶许。

大包穴　在渊液下三寸，九肋之间。

心　经

少冲穴　在手小指内侧端去爪甲角如韭叶许。

极泉穴　在腋下动脉入胸中。

小肠经

少泽穴　在手小指外侧端。

听宫穴　在耳中珠子大如赤小豆。

膀胱经

至阴穴　在足小指外侧去爪甲韭叶许。

睛明穴　在目内眦。

肾　经

涌泉穴　在足心凹陷中。

腧府穴　在胸前巨骨下，璇玑旁各二寸。

包络经

天池穴　在乳后一寸、腋下三寸，著胁直腋撅肋间。

中冲穴　在手中指端去爪甲如韭叶陷中。

三焦经

关冲穴　在手小指次指之端去爪甲如韭叶许。

丝竹空穴　在眉后陷中

胆　经

窍阴穴　在足小指次指之端，去爪甲韭叶许
瞳子廖穴　在目外眦五分。

肝　经

大敦穴　在足大指之端三毛之中。
期门穴　在不容旁一寸五分，上直乳第二肋端。

卷　二

按：首卷图注脏腑经络已无不备，而五行之与脏腑合参，三关之与八卦相应，详著二卷之中。

五行脏腑

人得天五生数，故五月而形全；得地十成数，故十月而体育也。管子云：三月如咀①者，知五味也，酸主肝，咸主肾，辛主肺，苦主心，甘主脾。五脏已具，而发生五肉②，脾生膈，肺生皮，肾生脑，肝生筋，心生血。五肉已具，而发为九窍，脾发为口，肝发为目，肾发为耳，肺发为鼻③。故心肝脾肺肾谓之五脏。脏者，藏也，藏五行之精气也。火宿于心，木宿于肝，土宿于脾，金宿于肺，水宿于肾。心藏神，肝藏魂，脾藏意，肺藏魄，肾藏精。六腑者，胆、胃、大肠、膀胱、三焦、小肠。胆为清净之府，胃为水谷之府，大肠为行道之府，膀胱为津液之府，小肠为受藏之府，三焦为孤府。腑者，府也，化五行之精气也。五脏六腑各有神主，精禀于金火，气谐于水木，精气合而为神，其升降上下，与昼夜相通，与天地相贯注

---

① 三月如咀：原意为胎儿满三月能体味五味。咀：含味。文中意为吸收五味，以成五脏。

② 五肉：《新编诸子集成·管子校注》引丁士涵云："肉"当作"内"。五内，谓膈、骨、脑、革、肉。下同。

③ 三月如咀……肺发为鼻：语本《管子》卷四十《水地》。

也。脏为阴而腑为阳者，五脏属里，藏精气不泻，故为阴；六腑属表，传化物而不藏，故属阳也。脏五而腑六者，犹干五而支六，音五而律六，五六天地之中合，此自然之数也。

心属火

人心上藏在身之中，心者纤也，所纳纤微，无不贯注。五六①之主，精神之舍也。其精为火，其象为离。在天心宿为大火，故在人心脏属火也。其状如覆莲，其神为朱雀②，名丹元，能变水为血。重十二两，居肺下肝上，对心口掩下鸠尾下一寸。缟映绛色③，中有七孔三毛。上智之人，心孔通明；中智之人五孔，心穴④通气；下智无孔，气明不通；智昏⑤狡诈。其别名曰中池。《黄庭经》⑥云："中池有士衣赤衣，田下三寸祉⑦所居"，曰绛宫田。《黄庭经》云："寸田尺宅可理生"。尺宅者，面也。眉两间为上丹田，心为绛宫田，脐下三寸为下丹田。曰灵渊，《太玄经》⑧云：去此灵渊，舍彼枯园⑨。曰天君。荀子云：耳目口鼻谓之天官，心居中虚以治五官，谓之天君。

① 五六：指五脏六腑。
② 朱雀：南方神鸟，与玄武、青龙、白虎称四方神兽。
③ 缟映绛色：如白绢内透深红色。
④ 心穴：原作"心血"，据丘处机《摄生消息论》改。
⑤ 智昏：丘处机《摄生消息论》作"无智"。
⑥ 黄庭经：道教全真道经典。包括《黄庭外景玉经》和《黄庭内景玉经》。传为南岳魏夫人（魏华存）所传。
⑦ 祉：《黄庭外景玉经疏注·玉池章》作"神"。
⑧ 太玄经：亦称《杨子太玄经》，西汉杨雄著。
⑨ 去此灵渊，舍彼枯园：语出《太玄经·去》之初一。

心为肝之子、脾之母，舌为之宫阙，窍通耳，左耳为丙，右耳为丁，液为肝肾。邪入心则汗溢，其味苦。小肠为心之腑，与心合。人有不畅事，则心焦燥。心气通则知五味，心病则舌焦卷而短，不知五味也。人年六十，心气衰弱，言多错忘。脉出中冲，生之本，神之处也，主明运用，心合于脉，其色荣也，血脉虚少，不营于脏腑者，心先死也。心风者，舌缩不能言也；血壅者，心惊也；舌无味者，心虚也；善忘者，心神离也；重语者，心神乱也；多悲者，心伤也；好食苦者，心不足也；面青黑者，心气冷也。肺邪入心则多言。故心有病，以呵字治之，出心邪也。容色鲜好、红活有光，无病也。

心字，盖覆火也，火性炎上。养心者，当抑而下之，此"制"字之义也。养生家取此，篆文水字𣴎，即坎☵卦也。

肝属木

肝生于木，人魄所藏，将军之官，谋虑出焉。肝者干也，其体有枝干也。其精为木，其象为震，其神青龙、名龙烟，其状如悬瓠，左三叶，右四叶，附脊第九椎，为阳中少阳，通于脊气，稍近心，色如缟映绀，为心之母，肾之子。胆为之腑，目为之官，左为甲，右为乙，而胆附于肝。胆水主目，瞳受肝目之精二合也。男子五十，肝衰叶薄，胆水渐减，目即昏暗，盖肾衰水少故耳。在形为筋，肝脉合目，魂之藏也。液为泪，肾邪入肝，故多泪。胆与肝合，故肝气通则分五色也。肝合于脉，其荣爪也。筋缓脉迟而不自持者，肝先死也。肝实则目黄赤，心邪入肝则恶膻。肝虚者筋急也，肝热者皮枯也，肌肉斑点者肝风也，面色青者肝盛也，好食酸味肝不足也，发枯者肝伤也，手足多汗则肝方无病。肺邪入肝则多笑。肝好仁惠伤悯之情，故闻悲而多泪。肝热者左颊赤，肝病者目夺明^①而胁下痛引小肠，令人善怒。肝虚则恐，如人之将捕者。实则怒，虚则寒，寒则阴气壮，梦山林。肝气逆则头疼胁痛、耳聋颊肿，当避风，肝恶风也。肝中有三神，曰爽灵、曰幽精、曰胎光。修养者，夜卧及平旦叩齿三十六通，呼肝神名，使神清气爽。又名青童，《黄庭经》云："太微玄宫，中黄始青。"盖谓脾为黄童，肝为青童也。

脾属土

脾之精为土，其气为戊己，其色黄，其卦为坤。脾主信，藏志意，信生于土也。脾者，裨也，助胃气化谷也。其神黄帝，其形凤凰，其状如覆缶。居心下三寸，重一斤二两，阔三寸，长五寸，色如缟映黄，正掩脐上近前，横覆胃上。为心之子、肺之母，口为之官，胃为之腑，外通胸阙。其神多嫉，脾无定形，主土阴也。妒亦无准，妇人多妒，乃受阴气也。脾为消谷之府，如转磨然，化其生而入于熟，故食熟软热物，全生之道也。脾不转则食不消，遂为食患。故脾脏好乐，乐能使脾动荡也。其候在目睑，睑动则知脾能消化，脾病则睑垂覆，目不视，或眼涩嗜卧。其别名曰常在，曰魂庭，又名黄婆。《素问》云：脾

---

① 夺明：指视物昏暗。明，与暗相对。

脉土也；居四季，孤脏以贯四旁者也。是故诸脏不调则伤神①，脾脏不调则伤质，神质俱伤则病速。人当忌硬物，老人尤甚也。谷气入于脾，于液为涎，肾邪入脾则多涎。气通则口知五味，脾病则口不知五味。脾合于肉，其荣唇也，肌肉消瘦者，脾先死也。心邪入脾，则恶香。不欲食者，脾中有不化之食也。贪食者，脾实也。无宿食而不喜食者，脾虚也。多惑者，脾不安也。色憔悴者，脾受伤也。脾不足，则好食甜。肺邪入脾，则多歌。脾热者，鼻赤黄而肉臑②，脾虚，则腹胀鸣成溏痢，食不消化。脾风，则多汗畏风，体上游风瘖瘙，四肢无力，举动懈怠，不思饮食。则足不能行，脚下胀痛。脾无病，则肌肉鲜白滑腻也。医书③云：人之一身，脾胃为主，胃阳主气，脾阴主血，胃司纳受，脾司运化，一纳一运，化生精气，津液上升，糟粕下降，斯无病矣。④ 若胃损则不能纳，脾损则不能化，两损则元气弱，百邪侵，饱闷、痞积、吐逆、腹痛、痢泄等症作。况人饮食不能节调，便损脾胃，渐惫元气矣。

肺属金

肺之精为金，其气为庚辛，其色白，其卦为兑，其性

---

① 神：《遵生八笺·相脾脏病法》作"脾"，义胜。
② 肉臑：臑通"胹"，煮烂。《楚辞·招魂》"肥牛之腱，臑若芳些"。此指鼻头红肿赤烂。
③ 医书：指《景岳全书》。
④ 人之一身……斯无病矣：语出《景岳全书》卷之十七《理集·述古》。

义，其情怒，应肃杀金气也。肺者，敦①也，言其气敦郁也。其神白帝，其形白虎，其状如悬盘，居五脏之上，对胸，若覆盖，故肺为华盖也。重三斤三两，六叶两耳，共八叶，色如缟映红。主藏魄，上通气至脑户，下通气至脾中，是以诸气属肺，为呼吸之根源，为传送之宫殿也。肺为脾之子、肾之母，下有七窍②如婴儿，名曰尸狗，曰③伏尸，曰雀阴，曰吞贼，曰非毒，曰除秽，曰辟臭，凡七名也。夜卧及平旦时，叩齿三十六通，呼肺神及七魄名，以安五脏。鼻为之官，左为庚、右为辛。肺气通则鼻知香臭，肺有病则不闻香臭。鼻又名山源④，乞食翁歌云："天庭发双华，山源彰阴邪，清晨按天马，来诣⑤太真家。"盖以鼻为山源，以手为天马也。于液为涕，《素问》云："胆热移于脑，则辛頞鼻渊。⑥"注：渊者，浊涕也。肾邪入肺则多涕，肺生于右为喘咳。大肠为肺之府，大肠与肺合，为传泻行道之府也。在形为皮毛，肺合于皮，其荣毛也。皮枯毛落者，肺先死也。肺风者，鼻塞也；容色枯者，肺乾也；鼻痒者，肺有虫也；多恐惧者，魂离于肺也。身体黧黑者，肺气微也；多怒气者。肺盛也；不耐寒者，肺劳也，肺劳则多睡。好食辛辣者，肺不足也；肠鸣者，肺气

---

① 敦：通"悖"，悖逆。
② 窍：《遵生八笺·相肺脏病法》作"魄"。
③ 曰：原无，据上下文例补。
④ 山源：原作"仙源"，据《大清导引养生经养性延命录校注》改。
⑤ 诣：原作"诸"，据《商周逸诗辑考·乞食公歌》改。
⑥ 胆热移于脑，则辛頞（è 俄）鼻渊：语见《素问·气厥论》。辛頞原作"牵热"，据《素问·气厥论》改。指鼻炎鼻梁辛酸感。

壅也；肺邪自入者，则好哭。肺病热，右颊赤；病寒，色白而毛槁。肺虚，则气短不能调息；肺燥，则喉乾；肺风，则多汗畏风。咳如气喘，日善①暮甚，病气上逆，禁食寒物，肺恶寒也。人之颜色莹白者，肺无病也。又，肺神名皓华②，字虚成。脑神名觉元，鼻神名冲龙玉，目神名虚监，舌神名始梁，发神名玄华也。

肾属水

肾属北方水，为黑帝，其气为壬癸，其卦为坎。肾主智藏精，作强之官，智巧出焉。肾者，引也，主引水气，灌注诸脉也。其神元武，其状如介石。生对脐，附腰脊，重一斤一两，色如缟映紫。各脏皆一，而肾独两，左为肾，藏精，右为命门，藏火。主分水气，灌注一身，如树之有根。生气之府，死气之庐；守之则在，用之则竭。天之生人③，流气而变谓之精，精气往来谓之神。肾藏其情智，左属壬、右属癸，在辰子亥，在形为骨，久立伤骨，为损肾也。应在齿，齿痛者，肾伤也。在液为唾，肾邪自入则多唾。膀胱为精液之府，《黄庭经》云："肾部之宫元阙园，中有童子名上元，主诸脏腑九液源，外应两耳百液津。"盖肾之津液上升于口，名曰溢④，天井水也。叩齿咽之，则元气降于下丹田，以液养诸脏之根源，《元苞经》⑤

① 善：原无，据《遵生八笺·相肺脏病法》补。
② 皓华：原作"的华"，据《遵生八笺·相肺脏病法》改。道家术语。
③ 人：《黄庭内景玉经》作"我。"
④ 溢（yì溢）：指天井中水长满不缺。引为口中津液长存。
⑤ 元苞经：南北朝道士卫元嵩所著。

所谓泰昊入于渊①。凡丈夫年六十肾气衰，发变齿动，七十形体皆困，九十肾气焦枯，骨痿而不能起床者，肾先死也。肾病则耳聋骨痿。肾合于骨，其荣在髭。人之骨疼者，肾虚也；齿多龃者，肾衰也；齿堕者，肾风也；耳痛者，肾气壅也；多欠者，肾邪也；腰不伸者，肾乏也；骨节鸣者，肾赢也。肺邪入肾则多呻，肾风之状，颈多汗，恶风。食欲下，膈塞不通，腹满胀。颐赤者，肾热也；色黑者，肾衰也。容色紫而有光者，肾无病也。"肾神图"②云：肾神名元冥，字育婴，状如元鹿两头。其修养之法，面北平坐，鸣金梁七，饮玉泉三，吸元宫黑气，以补吹之损③。玉泉者，天井水也。《五音篇海》④云：潃，天井水，人口中津液长满不缺也。人口中有水即活，七日口中无水即死。若人能将津液常咽服之，可得虚其心、实其腹，是长生之基也。肾中又有玉池之名，《黄庭经》云："玉池清水灌灵根，审能修之⑤可长存。"盖养生者，以肾中偃月罏⑥为玉池也。

胆为肝腑

胆者，金之精，水之气，名龙曜，字威明。状如龟蛇，形如悬瓠，色青紫，附肝短叶下。肝胆异趣。何以知

① 泰昊入于渊：原作"泰弃入渊"。"弃"为"乔"之讹字，"乔"同"昊"。指元气下降。
② 肾神图：明·王圻《三才图绘》中的"肾神图"
③ 之损：原无，据《黄庭遁甲缘身经》补。
④ 五音篇海：金代韩孝彦等编著，以部首为汉字分类的工具书。
⑤ 审能修之：原作"密能行之"，据《黄庭外景玉经·上部经第一》改。
⑥ 偃（yǎn 掩）月罏（lú 炉）：道家指"内肾"。

其相为腑也？肝者，木之精，人怒无不色青目张者，是其验也。《素问》曰：胆者，中正之官，决断①出焉。盖胆者，敢也，言人果敢也。肝主仁，仁者不忍，故以胆断。胆主金，金主杀，故多动杀气。然见杀则悲，故目多泪。胆附于肝，二者实相济也。重三两三铢，当不在五脏之数，归于六腑。因胆亦受水气，与坎同道，又不可同六腑，故别立胆脏。合于膀胱，亦主毛发，外应眼瞳、鼻柱间。胆寄坎宫，使人②慕善知邪，绝奸止佞也。心火胆水，水能灭火，故胆大者心不惊。水胜火煎，故胆小者心常惧。阴阳交争，水胜于火，故目有泪，出于胆发于肝也。男子五十，目暗肾衰，胆水少也；发枯者，胆竭也；爪乾者，胆亏也；发燥毛焦，有风也；好食苦味，胆不足也。胆之有病，大率口苦，呕酸涩，心中惊恐，若畏捕者。胆实，精神不守，卧起不定。虚则伤寒，寒则畏恐，头眩虚弱，爪发皆枯，目中出泪，膀胱连腰小腹作痛。若颜色光白兼青色，胆无病也。

胃为脾腑

西方宿曰胃③，《天官书》④云：“胃为天仓。”盖胃主仓廪，五谷之府也。星明则天下和平，五谷丰稔。故人受水谷之府，名曰胃，俗名肚也。脾主化而胃主纳，故为脾

---

① 决断：原作“断绝”，据《素问·灵兰秘典论》改。
② 人：原无，据《遵生八笺·胆腑附肝总论》补。
③ 胃：星宿名，指胃宿。
④ 天官书：《史记·天官书》。

之腑也。韩非子云：人以肠胃为根本，不食则不能生①。胃有三脘，脐上五寸为上脘，受水谷者；脐上四寸即胃幕，为中脘；脐上二寸当胃下口，为下脘。

小肠为心腑

肠，畅也，小肠通畅心气。长三丈二尺，广二寸半，径八分分之少半，左回叠积十六曲，容谷二斗四升，水六升三合也。小肠上口即胃之下口，小肠之下口即大肠之上口。

大肠为肺腑

大肠通畅胃气，长二丈一尺，广四寸，径一寸，当脐右回叠十六曲，容谷二斗四升，水六升三合。肺与大肠相表里，肺属金，金曰从革，革者变也，变糟粕由大肠出也。

膀胱为肾腑

水腑也。胱者，广也；膀者，横也，体横广而短也。在胁下，《博雅》② 谓之脬。重九两一铢，纵广九寸，盛溺九升四合，广二寸半。上系小肠，下连前阴。《素问》云："膀胱者，州都之官，津液藏焉，气化则能出也③"。肾居坎宫，主引水气，故为肾之腑也。

三焦为孤腑

焦，热也。三焦无形之腑也。《黄庭经》云："五脏之

---

① 生：《韩非子·解老》作"活"。
② 博雅：即《广雅》，避隋炀帝讳。
③ 膀胱者……气化则能出也：语见《素问·灵兰秘典论》。

上系管为三焦。"《云笈七签》云：肝心肺所为三焦。《医经》①云：上焦在心下，下膈在胃上口，主纳而不出。中焦在胃中脘②，不上不下，主腐水谷。下焦在膀胱上口③，主出而不纳，以传道也。三焦者，水谷之道路，气之所终始也。三说不同，宜以《医经》为正。考：膈者，胸膈心脾之间管上下，使气与谷不相乱。其曰在胃上口，即上脘也。其曰膀胱上口，即小肠末也。其曰水谷之道路，气之所终始，盖以腐水谷非火不为功。焦者，热也；热者，火也。故《脉经》以三焦为右肾，命门之府，同右手尺下部也。郎仁宝④曰：东垣以脾胃为主，胃受水谷，脾气运动而后腐熟水谷，化生血气，人资以生也。故凡人得脾胃壮盛，则百病不生，悠悠寿考⑤矣。予谓脾属土，土动则生，如畎亩⑥必假耕耘而后堪种植。眼眶属脾，开眼则睑动，睑动则脾应之而动。四肢属脾，寤则四肢动而脾应之以动，故昼能饮食，夜寐则不能也。是知脾胃相资，当以运动为功用耳。丹溪以肾水为主，盖肾水足而气血盛，则病不生也。然血气之用，多寓于视听，经曰：心为血主，而肝则藏之；肺为气主，而肾则纳之。肝窍目也，肾窍耳也。目之司视，血为之用；耳之司听，气为之用。予谓气

---

① 医经：指《黄帝内经太素》。

② 中脘：《黄帝内经太素·卷八》作"中口"。

③ 下焦在膀胱上口：《黄帝内经太素·卷八》作"下焦在脐下，当膀胱上口"。

④ 郎仁宝：明代藏书家郎瑛，字仁宝。著有《七修类稿》。

⑤ 寿考：长寿。考，老也。

⑥ 畎亩（quǎn mǔ）：田地。

血盛则耳目易用，气血衰则聪明日减①。养生绝耳目之欲，息耳目所以养肾水也。李②主脾胃，土宜动也。朱③主肾水，动静循环，又必以静为主也。

人有不服水土者，脾胃肾经必先受伤，此三脏腑乃水土之精也，东垣、丹溪二说不可偏废。

三关脉息

脉，血理也。五脏六腑之气分布四肢也，血理谓之脉者，脉，幕④也，幕络一体也。《脉经》云：从鱼际至高骨，却行一寸，其中名曰寸口。其骨自高从寸至尺，名曰尺泽，寸后尺前，名曰关中，阴阳出入，以关为界也⑤。人一呼，脉行三寸，一吸，脉行三寸，呼吸定息，脉行六寸。人一日一夜凡一万三千五百息，脉行五十度周于身。漏水下百刻，荣卫行阳二十五度、行阴亦二十五度为一周也，故五十度复会于太阴。太阴者⑥，寸口，为五脏六腑之所终始，故⑦法取于寸口也。徐氏《脉诀》曰：按之即

---

① 心为血主……气血衰则聪明日减：语出《七修类稿·卷十六》

② 李：金代医家李杲，号东垣老人。"脾胃学说"的创始人，撰有《脾胃论》《内外伤辩惑论》等著作。

③ 朱：元代医家朱震亨，字彦修（1281—1358），因世居丹溪尊称"丹溪翁"或"丹溪先生"。倡导中医"滋阴学说"。撰有《丹溪心法》《局方发挥》等著作

④ 幕：《释名》"幕，络也，在表之称也。"

⑤ 从鱼际……以关为界也：语出《脉经》卷一《分别三关境界脉候所主第三》，句中"其骨自高"疑为衍文。

⑥ 太阴者：原无，据《脉经》卷一《辨尺寸阴阳荣卫度数第四》补。

⑦ 故：原无，据《脉经》卷一《辨尺寸阴阳荣卫度数第四》补。

无，举之来至，旁贯中孔者，曰芤。又候脉曰诊前，《汉·艺文志》云：论病以及国，原诊以知政①。

左手寸口

手少阴经，心脏脉也，小肠为腑。心脉洪则顺，沉则逆。《脉经》曰：夏脉如钩②。夏脉者，心也，南方火也，万物盛长，故气来盛去衰。反此则病，则其气来去俱盛，为太过，病在外。其来弱而去反盛，为不及，病在中。太过之病身热肤痛，为浸淫。其不及，则烦心，上见咳唾，下见气泄也③。盖手少阴脉起于心中，出属心系，下膈络小肠，又从心系上肺，故咳、泄也。

左手关中

足厥阴经，肝脏脉也，胆经为腑。肝脉弦则顺，浮短则逆。《素问》云：春脉主肝为弦，其位左手关部。东方木也，万物之始生也，其气来软弱，轻虚以活④，端直而长，故弦。反此者，其来实而强，此谓太过，病在外，又令人善怒，忽忽眩冒而颠疾。其来不实而微，此谓不及，病在中，令人胸痛引背，下⑤则两胁胠满也⑥。又云：春气在经脉，天气始开，地气始泄，冻解冰释，水行经通，故

---

① 论病以及国，原诊以知政：语出《汉书·艺文志》，指高明之医诊察分析国君疾病，可推论及政情国事。

② 夏脉如钩：语出《素问·玉机真脏论》。

③ 手少阴经……下见气泄也：语本《素问·玉机真脏论》。

④ 活：《素问·玉机真脏论》作"滑"。

⑤ 下：原无，据《素问·玉机真脏论》补。

⑥ 春脉主肝为弦……两胁胠满也：语本《素问·玉机真脏论》。

人气在脉也。①

左手尺泽

足少阴经，肾脏脉也，膀胱为腑。肾脉滑则顺，缓慢则逆。《脉经》云：冬脉如营②。冬脉者，肾脉也，北方水也。万物合藏，其气来沉以搏，反此者病。气来如弹石③，此为太过，病在外。其去如数者，此谓不及，病在中。太过则解㑊④，脊脉痛而少气倦言。不及则心悬如病饥，䏚中⑤清，脊中痛，少腹满，小便变⑥。按《素问》云：尺脉缓涩谓之解㑊⑦。㑊音亦，䏚音渺，解同懈。季胁之下曰䏚，中正两旁空软处也，清冷也。肾少阴之脉，自股内后廉贯脊，属肾络膀胱。其直行者，从肾上贯肝膈，入肺中，循喉咙，挟舌本。其支别者，从肺络心，注胸中。故病如是也。太阳主治肾苦燥，急食辛以润之，开腠理致津液通气也。

右手寸口

手太阴经，肺脏脉也，大肠为腑。《脉经》云：浮短涩则顺，洪大则逆也。盖秋脉如浮，其气轻虚，来急去散，反此者病。病者，其气来毛而中坚两旁虚，此谓太

---

① 春气在经脉……故人气在脉也：语见《素问·四时刺逆从论》。
② 冬脉如营：语见《素问·玉机真脏论》。
③ 石：原作"肉"据《素问·玉机真脏论》改。
④ 解㑊：病证名，以肢体困倦，少气懒言，筋骨懈怠为主的病证。
⑤ 䏚中：季肋下方，夹脊两旁部位。
⑥ 冬脉如营……小便变：语本《素问·玉机真脏论》。
⑦ 尺脉缓涩谓之解㑊：语见《素问·平人气象论》。

过，病在外。其气来毛而微，此谓不及，病在中。太过则逆气背痛，不及则喘，呼吸少气而咳，上气见血，下闻病音。盖在上气逆而见血，在下闻肺中有喘息之音也。

右手关中

足太阴经，脾脏脉也，胃为腑。脾脉缓则顺，弦数则逆。《脉经》云：呵呵缓若春杨柳，此是脾家居四季。《素问》云：脾脉土也，孤脏以贯四旁者也。脾之善者不可得见，恶则得见。其来如水之流，此谓太过，病在外。如鸟之啄，此谓不及，病在中。太过则令人四肢不举，不及则九窍不通，名曰重强①。盖脾不和则邪盛，故名重强，此脾恶之可见者。

右手尺泽

手少阳经，命门脉也，三焦为腑。右肾为命门，藏火，女子系胞精气之舍，元气之所出也。配三焦为表里，其脉候于左尺泽同。

郎仁宝曰：人身一小天地，天圆在上，人之首圆应之；地方在下，人之足方应之。四时运于表，四肢应于外也；五行处于里，五脏应于内也。以一节言之，肝位在右，而脉却见于左手，若北方北斗天枢在张宿十度，而分野在南方也。脾位在左，而脉却见于右手，若南斗六星二十五度，而分野在北方也②。又，人尝言伤寒传足不传手，

---

① 脾脉土也……名曰重强：语本《素问·玉机真脏论》，重强，指脾弱而胃强。

② 人身一小天地……分野在北方也：语见《七修类稿·人身一小天地》。

予思人身血气昼夜循环，岂有止行足而不行手者？况风寒之中人先入荣卫，及见有解者曰：足三阴三阳其行于身也长，故受邪多；手三阴三阳其行于身也短，故受邪少，是以传足不传手也。然①"伤寒五日后，渐变神昏，十日如醉人，此热传手少阴心经。"心尤疑之。及后读《锁言》曰："伤寒者，乃冬时感寒即病之名也。冬乃坎水用事，其气凛冽②，水冰地冻，在时则足太阳、少阴正司其令，触③之者，则二经受病。其次则足少阴、厥阴继冬而司春令，亦有受伤者何也？盖风木之令起于大寒节，十二月中至春分后，方行温令，故风寒亦能伤之。手之六经主于夏秋，故不伤之。"节庵非无本也④。

一身总穴

《史记·扁鹊传》"五脏之输。"注：十二经皆以输为源。盖经穴也，经如水之流，穴如泉之发也。脏五而腑六，脏穴五而腑穴六，增手厥阴一脏。而心之包络不异于心，即一脏脏经也。经之必有十二者，犹十二支、十二辰、十二月、十二律，不可使为十一者。四行皆二支⑤、而土四支⑥，以成十二。肺肝脾肾皆二经，而心与包络共

① 然：《七修类稿》卷十五作"又观《此事难知》曰"。

② 凛冽：《七修类稿》卷十五作"严寒凛冽"。

③ 触：《七修类稿》卷十五作"触冒"。

④ 节庵非无本也：指《七修类稿》卷十五："此节庵为医伤寒之师，而有的本诸书之妙"言。

⑤ 二支：指寅卯为木，巳午为火，申酉为金，亥子为水。

⑥ 四支：指辰戌丑未为土。

当四经，成十二也。是故天时十二月，地支十二位，人身十二经。手经络应天，足经络应地，一脏一腑为一经一络，应阴阳。人身脉运于中，血气周流不已，三阴三阳之中，两阳明者，为两阳合明；两厥阴者，为两阴交尽也。手足三阴三阳十二经所出入之会，刚柔配偶①之道，凡六十六穴，夫五脏以输为源，六腑则别置一原者，三焦行于诸阳，乃原气之别使也。凡经络之所出为井，所留为荥，所注为俞，所过为原，所行为经，所入为合。井象水之源，荥象水之陂②，会象水之窦，经象水之流，合象水之归，皆取水之义也。

郎仁宝曰：人居天地之中，天气通于鼻，地气通于口。天食人以五气，鼻受之；地食人以五味，口受之。此穴③居中，人之九窍，人中而上皆变双，人中而下皆单，口为中窍④也。人之手心，通心气、包络经。心属火，火性动，故抓之应心而悦，不痒也。人之足心为涌泉穴，通肾气。肾属水，水性静，故抓之心⑤畏惧而怕痒也。

八卦形体

惟人万物之灵，配天地为三才，故八卦近取诸身者，

① 配偶：《八十一难经图解》作"配遇"，义胜。
② 陂（bēi 杯）：水涌聚之处。
③ 此穴：人中穴。
④ 口为中窍：《七修类稿》卷十五《人中》作"此则可名为窍中矣"义胜。
⑤ 心：原无，据《七修类稿》卷十五《手足心》补。

乾坤主之，而六子①分其职也。

乾为首

首为群阳之会，元气之宗，五官之所依，百骸之所统也。乾为首者，乾卦纯阳，乾卦为君。大哉乾元，元者善长，首出庶物，元首明哉，皆此义也。

离为目

离为火，火主明；离为日，日主照。天之神发乎日，人之神发乎目，离中阴而上下皆阳火。日外光，目内暗而外明，故目从日字而中为二画，阴象也。

坎为耳

坎为水、为月，金水内景。耳外虚而内实，坎外阴而内阳，听受象也。

兑为口

兑以一阴乘二阳之上，为出纳之关，阖辟之要也。目、耳、口皆附于首，此乾所以为坎、离、兑三卦之主也。五官惟鼻不应卦象者，盖人之成形始于鼻，故世称始祖曰鼻祖。然则鼻者，一人身之太极象也。

坤为腹

坤厚德载物，含宏光大。人之腹，五脏六腑悉纳其中。此坤以藏之之义也。

---

① 六子：除乾卦、坤卦外的其他六卦。

艮为手

艮上一阳下二阴，以一阳之刚承上，二阴之柔垂下。故自臂至肘为肱，一阳也。自肘至腕，自腕至掌，为手二阴也。艮虽止，而为震之反卦，亦为动。故手之用能动能止，非若艮其背、艮其脢①之专于止而不动也。

巽为股

巽上二阳下一阴，非二阳之刚不能上承坤宫之重。故自尾闾骨至膝骨之上为股二阳也，膝骨一阴也。

震为足

震一阳在下主动，二阴在上随之，故自膝至腓、自踝至足，二阴也。足趾之动，一阳也。

总　说

自其合于六十四卦者推之，乾上离下，天火同人也；离上乾下，火天大有也。乾上坎下，天水讼也；坎上乾下，水天需也。乾上兑下，天泽履也；兑上乾下，泽天夬也。盖乾为首而为之主，日得天而明能照，目得首而光能视；水非天而气不行，耳非首而声不受。耳目之官不思，心之官则思。圣人之明四目达四聪，学者之非礼勿视、非礼勿听，其在斯乎。口之体为兑，而口之象为颐，上艮下震，上止下动。颐之象曰：君子以慎言语，节饮食。艮之，艮其辅②；咸之，咸其颊舌，皆慎其出纳之义也。艮

---

① 脢（méi 枚）：背脊肉
② 辅：颊骨。

上坤下，山地剥也；坤上艮下，地山谦也。坤上巽下，地风升也；巽上坤下，风地观也。坤上震下，地雷复也；震上坤下，雷地豫也。巽上震下，风雷益也；震上巽下，雷风恒也。盖坤为腹，而为艮、巽、震三卦之主，文言所谓畅于四肢是也。山得地而厚下安宅，地中山而卑以自牧，手容之所以必恭也。地雷复则动而以顺行①，风雷益则见善迁而有过改，非礼之所以勿动也。且艮一阳用事，为臂之使指；巽二阳用事，为股之随，人股肱之任，大臣之象也。由是推之：咸之，咸其拇、咸其腓；艮之，艮其趾、艮其腓。大壮之壮于趾，夬之壮于前趾。皆慎其动趾之义也。《易》卦之近取诸身，圣人垂教之意深哉。

气属乾

人之形体，内蕴五脏六腑，外著百骸九窍，皆气血之运、精火之交，分见于筋骨皮肉，故为先天之卦。盖气以成形，气，阳也，呼吸升降，上通于天象，轻清上浮，浑元终始，故气属乾。

血属坤

血以成体，血阴也。发荣滋长，下通于地象，重浊下凝，流动充满，故血属坤。

精属坎

精藏于肾，天一生水，故精属坎。

---

① 顺行：出入无疾，朋来无咎。

火属离

火藏于命门，地二生火，故火属离。

肉属兑

肉泽柔而腠密，兑上说而下刚，故肉属兑。

骨属艮

骨外实而中虚，艮表刚而里柔，故骨属艮

皮属巽

皮覆肌表，受寒暑之侵，二阳也。故皮属巽。

筋属震

筋丽[1]骨上，随脉络之动，故筋属震。

总论

乾坤纵而六子横[2]，何也？盖气血为之主，气以统血，血以助气，乾坤之泰也。离之火、兑之肉、巽之皮，皆本坤之血也。坎离横而六卦纵者，何也？盖精火为之主，而精以泄火，火以行精，坎离之济也。坎离济，则乾之气、艮之骨、震之筋皆自坎精生也；坤之血、兑之肉、巽之皮皆由离火化也。是故气为卫，血为荣，惟饮食乃所以滋荣卫也。然饮食有节，则血和气调，而后能精满骨强，筋壮[3]火敛，肉丰皮润，故节饮食以养气血，为养生之本。

---

① 丽：附着。

② 乾坤纵而六子横：乾坤为八卦之纲，余则为目。

③ 筋壮：《八卦形体》作"筋韧"。

精属阳，火属阴①，惟嗜欲最足以损阴阳也。盖嗜欲过多则精耗火衰，必至于气虚、骨痿、筋缩、血枯、肉瘦、皮焦，故淡嗜欲以保精火，为保命之原。此乾坤、坎离所以纵横为主而居四正者也。若夫四隅之卦，肺②木主筋而连属骨节，则震艮③之反易而相合也。肺主毛孔而发自皮肤，则巽兑④之反易而相济也。皮内骨外筋肉相比⑤，则震兑⑥之对变而同功也。筋里肉表，皮骨相远，则巽艮⑦之对变而异位也。寒热燥湿感于皮，而筋为之拘挛，则风雷之相薄⑧也。疴病毁伤著于肉，而骨连之痛楚，则山泽之相通也。此震艮巽兑所以错综致用，而处四隅者也。由是推之，声音者，气之发；毛发者，血之支⑨；津液者，精之浸；颜色者，火之扬；爪甲者，筋之结；齿牙者，骨之余；脂腻者，肉之粹；皱皴者，皮之剥⑩。凡经络之应脏腑、穴脉之贯骸窍以成形体者，莫不合先天八卦之象也。

　　沈寓山⑪曰：气行于身，与日相应。日行二十八宿又三十六分，人气行一周天亦一千八分。凡经络一周，其长

---

①　精属阳火属阴：天一生水，属坎精，故属阳。地二生火，属离火，故属阴。

②　肺：疑为"肝"之误。

③　震艮：代指"筋和骨"。

④　巽兑：代指"皮和肉"。

⑤　相比：相近。

⑥　震兑：代指"筋和肉"。

⑦　巽艮：代指"皮和骨"。

⑧　相薄：相迫近。

⑨　支：部分。

⑩　剥：剥落。

⑪　沈寓山：宋代沈作喆，字明远，号寓山。著有《寓简》。

医经津渡

五〇

十六丈二尺。人一呼脉再动，一吸脉亦再动。呼吸定息，脉五动，闰以太息①。凡十息，气行六尺。二百七十息，一周于身，十六丈二尺，漏下二刻，日行二十分。二千七百息，气行十周于身，漏下二十刻，日行五宿又二十分。至一万三千五百息，气行尽五十营周于身，计八百一十丈，应漏下百刻，日行二十八宿终。常以一十周加一分，又十分分之六，则奇分尽矣。从房②至毕为阳，阳主昼；自昂至心为阴，阴主夜。凡日行一舍，漏下三刻，气在太阳一刻也，气在少阳二刻也，气在阳明三刻也，气在阴分四刻也。盖一舍而与阴分矣，漏挍不止，气行亦然。噫嘻！人以渺然之身，气之运行上与天合，可无贵哉。有能摄心静坐尽一昼夜，默数一万三千五百息，息调心静，回光返照，澄息诸念，觉识罔动，净慧发生，身心客尘，从此永灭。至真之气与阳俱升，与阴俱寂，如日行天，终古③不息，日日新又日新，日新不已，于长生久视乎何，有调息应天数，其要曰：得一则长生，气与天终始周旋一身中廓焉，遍八极。盖一气出入身中，凡一时一千二百五十息，一昼夜计一万三千五百息，气行无间，绵绵若存，寂然不动，与道同体。

人之一身，阳之数一三五七九，是有首而无尾也；阴之数二四六八十，是有尾而无首也。故人身阳会于首而不至足，阴会于足而不至首也。按：人之须发，血之余也，然各有所属，发乃太阳之毛

---

① 太息：较长的呼吸。
② 房：二十八星宿之一。
③ 终古：自古以来。

也，太阳属心火，火性炎上，故发上生。眉乃少阳之毛也，少阳属肝木，木多旁枝，故眉毛侧生。须乃阳明之毛也，阳明属肾水，水润下，故须下生。少年而须发俱黑者，血足也；老年而白者，血耗而枯也。

卷 三

人生天地之中，禀赋不同，强弱各异，七情六欲为所困者夭，胸有主者寿，即有操持。天时寒暖不均，地气燥湿迥殊，北方多风，南方多雨，西方多砂，东方多卤①。风多土必燥，雨多土必湿，砂多土必舒，卤多土必滞。燥土之人仁，湿土之人智，舒土之人义，滞土之人勇。天时异，地气异，人情亦异。生物亦然，而药物为尤甚。物固当格②，药物尤不可不讲，同一药也，何以有地道之名？如五味子产于北者，五味足，能助五脏真气；产于南者酸味，多直敛肝经邪郁。南石膏性寒，能却胃家之火；北石膏性温，反助脾窍之热。甘枸杞多子而甘，功能补肾；东、北、南味淡而子稀，毫无所益。东楂肉厚核小，消积最宜；西、北、南皮薄核大，守而不走。由此类推，不一而足，善学者，触类旁通，可无余蕴③，故此卷特于天时、地理、人事分晰言之。

五运化生

《书·洪范》④：曰雨、曰旸、曰燠、曰寒、曰风。雨，

---

① 卤：盐碱。
② 格：推究。
③ 余蕴：指藏蓄未显。
④ 书洪范：即《尚书·洪范》。传为箕子向周武王陈述的"天地之大法"。今或认为系战国后期儒者所作，或认为作于春秋。

木气也；旸①，金气也；燠，火气也；寒，水气也；风，土气也。《史记·五帝纪》："炎帝修德振兵治五气。"注：五方之气也。《素问》：寒热风燥湿，五气之聚也②。寒生水，热生火，风生木，燥生金，湿生土。周子③曰："五气顺布，四时行焉④"。盖主木、火、土、金、水，分属四时而言。夫五气之说虽有不同，要各具义理，《洪范》以天言也，《史记》以地言也，《素问》以人言也，周子以时言也，皆所以发明五行之运也。其在天干，甲乙木，丙丁火，戊己土，庚辛金，壬癸水，此五行之正气也。其在地支，亥子水，寅卯木，申酉金，巳午火，辰戌丑未土，此五行之正气也。甲己化土，乙庚化金，丙辛化水，丁壬化木，戊癸化火，此五行化生之气也。甲生于亥，乙生于午，丙戊生于寅，丁己生于酉，庚生于巳，辛生于子，壬生于申，癸生于卯，此五行寄生之气也。其曰五运者何也？盖五运之说本于五合，五合之说本于河图。五合者，即五位相得，各有合之数也。一为甲，六为己，河图一与六合，故甲与己合。二为乙，七为庚，河图二与七合，故乙与庚合。三为丙，八为辛，河图三与八合，故丙与辛合。四为丁，九为壬，河图四与九合，故丁与壬合。五为戊，十为癸，河图五与十合，故戊与癸合。其曰化土、化

---

① 旸：晴天。

② 寒热风燥湿，五气之聚也：语出《子华子·北宫意问》。

③ 周子：周敦颐（1017—1073）字茂叔，北宋哲学家。宋明理学的创始人之一。

④ 五气顺布，四时行焉：语出《太极图说》。

金、化水、化木、化火者何也？岐伯云：始于戊己之分。所谓戊己者，奎壁角轸①之次，天地之门户，天门在戌亥之间，地户在辰巳之间也，其法以甲己岁起丙寅，乙庚岁起戊寅，丙辛岁起庚寅，丁壬岁起壬寅，戊癸岁起甲寅。为正月至辰巳月，乃得所化之土金水木火。语云逢龙则变，言辰巳月为化生之候也。

甲己土运

甲己之岁，戊己黔黄②之气经于角轸，其岁得戊辰、己巳，月干皆土，故为土运。人当是岁，脾土强盛，肺金次焉，心肝微弱，肾气受尅而衰。宜以补肾助肝养心为主也。

乙庚金运

乙庚之岁，庚辛素天之气经于角轸，其岁得庚辰、辛巳，月干皆金，故为金运。人当是岁，肺金强盛，肾水次焉，脾心微弱，肝气受尅而衰，宜以补肝益心健脾为主也。

丙辛水运

丙辛之岁，壬癸玄天之气经于角轸，其岁得壬辰、癸巳，月干皆水，故为水运。人当是岁，肾水强盛，肝木次焉，肺脾微弱，心气受克而衰。宜以补心养脾助肺为主也。

---

① 奎壁角轸：西、北、东、南四方星宿。伏羲六十四卦方图，以乾居西北，坤居东南，合天门地户之义。

② 黔（jīn 今）黄：《遁甲经》作"黔天"。义胜。古代所谓五天之一。《医宗金鉴·运气要诀》"五天苍丹黔玄素"注："黔天，天之色黄者也……黔天之气，土也"。

丁壬木运

丁壬之岁，甲乙苍天之气经于角轸，其岁得甲辰、乙巳，月干皆木，故为木运。人当是岁，肝木强盛，心火次焉，肾肺微弱，脾气受尅而衰，宜以补脾养肺益肾为主也。

戊癸火运

戊癸之岁，丙丁丹天之气经于角轸，其岁得丙辰、丁巳，月干皆火，故为火运。人当是岁，心火强盛，脾土次焉，肝肾微弱，肺气受克而衰。宜以补肺养肾和肝为主也。

六气升降

六气之说有三：《左传》：六气，阴阳风雨晦明也。《庄子》：乘天地之正而御六气之辨。注：平旦为朝霞，日中为正阳，日入为飞泉，夜半为沆瀣，合天元、地黄为六气。《素问》：六气者，曰少阳三焦火，曰少阴君火，曰太阴湿土，曰阳明燥金，曰太阳膀胱水，曰厥阴肝木。《左传》以四时言也，《庄子》以一日言也，《素问》以一身言也。《庄子》之说，流入道家服气之法，惟《素问》以一身六气合岁令，地支六合之气又合四时，六节之气以分升降，始终参之五运四变，则化机可推，人事可辅。孙思邈所谓：天有可振之灾，人有可愈之疾也。

子午年少阴君火司天

《内经》：子午年，少阴君火司天，岁气火[①]热化之候。

---

① 火：《乾坤生意》无此字。

盖君火手少阴心经心者，君主之官，主宰阳气之本，发生万物之源，象丙丁火。故曰：火，热化之候也。其曰少阴司子午者何也？少阴为君火，南离为尊位，故正化①于午，对化于子也。

丑未年太阴湿土司天

《内经》：丑未年，太阴湿土司天，岁气水②湿化之候。盖湿土者，足太阴脾经，中央戊己土寄，旺四季各十八日。土尅水而后生物，故曰水湿化之候也。其曰太阴司丑未者何也？太阴属土居中而寄旺于坤，未坤同宫，故正化于未、对化于丑也。

寅申年少阳相火司天

《内经》：寅申年，少阳相火司天，岁气火化之候。盖相火者，三焦浮游之火炎上克肺金，则肾水失母。相火象丁，故曰火化之候也。其曰少阳司寅申者何也？少阳相火位卑于君火，生于寅，故正化于寅，对化于申也。

卯酉年阳明燥金司天

《内经》：卯酉年，阳明燥金司天，岁气燥化之候。盖阳明者，肺与大肠之气，象庚辛金，金性燥，故曰燥化之候也。其曰阳明司卯酉则者何也？阳明属金，酉为金正位，故正化于酉，对化于卯也。

---

① 正化：运气术语。清·吴谦《运气要诀》"正化者，令之实，主有余也"。对化者，令之虚，主不足也。

② 水：《乾坤生意》无此字。

辰戌年太阳寒水司天

《内经》：辰戌年，太阳寒水司天，岁气寒化之候。盖寒水者，足膀胱经与足少阴肾经合为表里，属北方壬癸水，故曰寒化之候也。其曰太阳司辰戌者何也？太阳为水，君火居子，故避之而居辰，辰为水库，故正化于戌，对化于辰①也。

巳亥年厥阴风木司天

《内经》：巳亥年，厥阴风木司天，岁气风化之候。厥阴风木为万年不易之气，名曰主气，其他轮运皆客气也。盖厥阴风木者，足厥阴肝经象，甲乙春旺七十二日，厥阴主气，故曰风化之候也。其曰厥阴司巳亥者何也？厥阴为木，木长生在亥，故正化于亥，对化于巳也。

初 气

自丑至卯，始大寒、终春分，厥阴风木主之。岐伯云：厥阴风木司令，则少阳相火在泉②。

二 气

自卯至巳，始春分、终小满，少阴君火主之。岐伯曰：少阴君火司令，则阳明燥金在泉。

---

① 正化于戌对化于辰：原作"正化于辰，对化于戌也"，据《类经图翼·六气正化对化图》改。

② 厥阴风木司令则少阳相火在泉：语出《素问·五常政大论》，下同。司令：运气术语，亦称"司天"。指掌管当年气候变化。司，值掌。在泉，掌管当年地气变化。泉，黄泉。

三　气

自巳至未，始小满、终大暑，少阳相火主之。岐伯曰：少阳相火司令，则厥阴风木在泉。

四　气

自未至酉，始大暑终秋分，太阴湿土主之。岐伯曰：太阴湿土司令，则太阳寒水在泉。

五　气

自酉至亥，始秋分终小雪，阳明燥金主之。岐伯曰：阳明燥金司令，则少阴君火在泉。

六　气

自亥至丑，始小雪终大寒，太阳寒水主之。岐伯曰：太阳寒水司令，则太阴湿土在泉。

以上五运六气之说，今之医者不甚留意，是故置运气于不问，竟讲病症，强记方剂，无冬无夏，无秋无春，概以古人之汤头用之，间或增减于其中，而于运气迥不相关涉。

八风虚实

《太乙》贵神居八卦九宫之说，未详何据。考宋曾子固[①]作《徐复传》云：康定中，仁宗命讲《易》，乾坤既济、未济。问今岁宜何卦？西兵欲出如何？复对曰：今岁

---

① 曾子固：曾巩，字子固，北宋建昌军南丰县（今江西南丰）人。唐宋散文八大家之一，著有《元丰类稿》。

值小过，而太乙守中宫，兵宜内不宜外。然则太乙之占由来旧矣，此云太乙所居之宫合后天八卦，系以八节必有所本。且云八风虚实，宜避虚风，亦养生之一助耳。

九 宫

坎一正北叶蛰宫，坤二西南元委宫，震三正东仓门宫，巽四东南阴络宫，中央五招摇宫，乾六西北新洛宫，兑七正西仓果宫，艮八东北天留宫，离九正南上天宫。本后天八卦之位也。

太乙贵神

冬至居叶蛰宫四十六[①]日，立春居天留宫四十六日，春分居仓门宫四十六日，立夏居阴络宫四十六，夏至居上天宫四十六日，立秋居元委宫四十六日，秋分仓果宫四十六日，立冬居新洛宫四十六日。如太乙居叶蛰宫次日，自坎一坤二震三巽四中五乾六兑七艮八离九，一日至九日复归于一，凡四十六日乃移天留宫，为立春节也。八节仿此。太乙移宫之日，天必应之以风雨则吉，岁美民安少病。先之则多雨，后之则多旱。交节之日，视风所从来而占之，风来从太乙所居之乡来为实风，主生主长养万物。从其冲后来为虚风，中之伤人，内舍心、外在脉。故圣人避风如避石矢[②]，此太乙贵神占风之义也。

　　　　　　　　　正南大弱风
　　　　　　　　　正北大刚风

---

① 四十六：《类经图翼》作四十五。下同。
② 石矢：石箭。

正东婴儿风

正西刚风

东南弱风

西南谋风

东北凶风

西北折风

四时顺摄

天有四气，又有四变。四气者，寒暑凉暖也，以应四时。四变者，韶占阴阳①也，以和八节②。如春气本暖，而正月独寒，至惊蛰，朔气③值甲而变为韶，是天地之启气变化，而后春之暖气始得以生万物矣。夏气本暑，而四月犹暖，至芒种，朔气值丙而变为阴，是天地之合气变化，而后夏之暑气始得以长万物矣。秋气本凉，而七月犹暑，至白露，朔气值庚而变为占，是天地之沴气④变化，而后秋之凉气始得以成万物矣。冬气本寒，而十月犹凉，至小雪⑤，朔气值壬而变为阳，是天地之闭气变化，而后冬之寒气始得以收万物矣。夫四气乘东西南北之位，四变临甲丙庚壬之宫，天度既不齐，地气亦异应，故寒暑凉暖尚有阴阳之偏，况乎雨旸燠寒又有极备极无之患也哉！黄帝

---

① 韶占阴阳：春夏秋冬四季。
② 八节：二十四节气中的四立、二分、二至。
③ 朔气：节气
④ 沴（lì厉）气：阴阳相克之气。沴，不和。
⑤ 至小雪：据上文"至惊蛰""至芒种""至白露"，当以"至大雪"义胜。

曰：一阴一阳之谓道，偏阴偏阳之谓疾，阴阳不和，若春无夏、秋无冬。因而和之是为圣度，四时不节，则生大疫。此天人共贯之机，而顺时调摄所宜亟讲也。盖人之真气，大运随天，春在肝，夏在心，秋在肺，冬在肾，四季在脾。假如旺时不收，损时不补，散时不聚，合时不开，迨至仓猝病生而问诸医，缠绵疾痼而咎诸药，何不思之甚与？

春 令

《素问》曰：春三月，此谓发陈，天地俱生，万物以荣，夜卧早起，广步于庭，被发缓形，以使志生。生而勿杀，予而勿夺，赏而勿罚，此春气之应，养生之道也。逆之伤肝，夏为寒变，奉长者少[1]。盖肝木旺于春，外应东岳，上通岁星[2]之精，宜常存岁星。青气入肝，以安肝神。又当息忿争、行仁义，秉震之德，以合生育之气。若逆之伤肝，则心气必虚，交夏水来侮火，为寒所变，故心脏欲长之气少矣。《性命真印》云：春景昏魔最重，浮梦惑真，嗜怒易动，懈倦易生，地畏阴湿，房怕贼风，审察气机，静返精枢，收南蛇焰，摄北龟津，水火自姤[3]，和气绸缪。盖肝木既旺，相火受生而起，故春阳趣迫[4]，嗜欲潜滋也。脾土受克而衰，故春气攻发，昏倦时作也。谚云：避风如避箭，避色如避难。春伤于风，夏必飧泄；不戒容止，生

---

① 春三月……奉长者少：语见《素问·四气调神大论》。
② 岁星：指木星。木星每年行经一次，以其所在星次来纪年，故称岁星。
③ 自姤：交互既济。姤，相遇。
④ 趣迫：急促。趣，同"促"。

气必竭。南蛇，心也；北龟，肾也，宜平肝养脾，清心固肾，为春令顺摄之要也。且春病之由，多因冬至阳生，与心膈夙热相冲，遇寒而伏，兼之冬月熏衣啖炙，积热成痰，至春发泄。惟用消风、化痰、凉膈之剂调治自瘥。若无病状，不可服药也。《食物本草》① 云：肝木味酸，木能胜土，脾土主甘。春三月，宜减酸增甘以养脾气，勿食大热物及百草心、禽兽肝。医书②云：春者，天气始开，地气始泄，冻解冰释，水行径③通。故人气在经脉。春刺经络，血气外溢，令人少气。刺人④肌肉，血气环逆，令人上气⑤。春刺筋骨，血气内著，令人腹胀也。

正 月

《活人书》云：肝火太盛，其病酸辛，或眼赤多泪，宜嘘气以泻肝火。孙真人云：正月肾气受病，肺脏气微，宜减酸咸，增辛辣味，助肾补肝⑥，以养胃气也。

二 月

《遵生八笺》云：仲春之月，号厌⑦于日，当和志平心，勿太寒太热，安静神气，以发生成。孙真人云：二月肾气微，肝气正旺，饮食宜戒⑧酸增辛，助肾补肝。宜静

---

① 食物本草：明末姚可成汇辑。

② 医书：此指《黄帝内经素问》。

③ 径：经过。《素问·四时刺逆从论》作"经"。

④ 刺人：《素问·四时刺逆从论》作"春刺"，义胜。

⑤ 上气：血逆气上，故上气。

⑥ 正月肾气受病……以养胃气也：语见《孙真人摄养论》。补肝作"补肺"。

⑦ 厌：压抑。

⑧ 戒：《孙真人摄养论》作"减"，义胜。

膈祛痰，小泄皮肤，微汗以散去冬蕴伏之气。

三　月

《内丹秘诀》①云：夬五阳之卦，斗柄建辰之月，阳气既盛，通行天际，喻身中阳大升上也。《八笺》云季春之月，阳炽阴伏，肝藏伏、心当旺，宜益肝补肾，以顺长养之时。孙真人云：肾气以息，心气渐临，木气正旺，宜减甘增辛，补精益气，慎避西风。

夏　令

《素问》：夏三月，此谓蕃秀，天地气交，万物华茂②。夜卧早起，无厌于日，使志无怒，华英成秀，天气得泄，毕出毕达，继长增高，此夏气之应，养长之道也。逆之伤心，奉收者少。盖心火旺于夏，外应南岳，上通荧惑③之精，宜常存荧惑。赤气入心，以安心神。又当绝声色，薄滋味，秉离之德，以顺正阳之气。若逆之伤心，则火不能生土，脾气必弱，至秋土不能生金，故肺脏欲收之气少矣。《性命真印》云：息夏者人心难调，惟虑夏景，阳发于外，阴潜于内，愈热愈汗，服冷伤胃，深山阴冷，稠俗炎蒸，二者外伤，而人不知。盖伏夏心火旺盛，肺金衰微，夏至夜半阴生，日中热盛，伤暑则热邪内蕴，秋发痰疟。受寒则三伏下痢，元气泄伤。故虽大热，不宜食冷淘冰雪，致成霍乱。不宜纳凉露卧，致作风痹。盖凝滞之物

---

① 内丹秘诀：《遵生八笺·四时调摄》作《内丹秘要》。下同。
② 华茂：《素问·四气调神大论》作"华实"。
③ 荧惑：火神名。

多为癥块，贼风中人遂为舌缩，故曰外伤，而人不知，人身难调。宜宁心助肺，补肾养胃，为夏令顺摄之要也。《遵生八笺》云：夏火主长养，心火旺，能克肺金。当夏饮食，宜减苦增辛以养肺，食戒肥腻，饮戒冰水。医书云：夏气在丝络①，长夏气在肌肉。盖夏者，精满气溢入，孙络受血，皮肤充实。长夏者，经络皆盛，内溢肌中，故夏刺经脉，血气乃竭，令人解②体。刺肌肉，血气内却，令人善恐。刺筋骨，血气上逆，令人善怒。

四 月

孙真人云：是月肝脏已病，心脏渐旺，宜增酸减苦，补肾助肝，调养胃气。勿受西北二方暴风，勿接阴以壮肾水。当静养以息心火，勿与淫接，以宁其神。《内丹秘要》云：乾，六阳之卦，斗杓③建巳之月，阳气极盛，周遍宇内，喻身中阳光圆满，发现丹光而阴符用事也。

五 月

《素问》：阳明者，午也，五月阳盛之阴④也。阳盛而阴气加之者，阳衰于五月，而一阴气上与阳争。阴气下而复上，则邪客⑤于脏腑⑥间，故为水⑦。此言胃应时合脾，

---

① 丝络：络脉之小者。《针经指南》："络有一十五，有横络三百余，有丝络一万八千……"。

② 解：同"懈"，指懈怠。

③ 斗杓：斗柄。北斗的第五至第七星，即衡、开泰、摇光。北斗，第一至第四星象斗，第五至第七星象柄。

④ 五月阳盛之阴：一阴气上，阳气降下。

⑤ 邪客：原作"邪充"，据《素问·脉解》改。

⑥ 脏腑：原作"脏肺"，据《素问·脉解》改。

⑦ 阳明者……故为水：语本《素问·脉解》。

足阳明胃经盛阳也，在人为阳明，在时为正午，盛阳而以一阴加之，故胃经易病也。孙真人云：肝气休，心正旺，宜减苦增酸，益肝补肾，固密精气，卧早起早，以慎发泄。《遵生八笺》云：仲夏物生天地化生，勿极热大汗，暴露星宿。忌冒西北风，邪气犯人。是月肝脏已病，神气不行，而火气渐壮，水力衰弱。宜补肾助肺，调理胃气，以顺其时也。《内丹秘要》云：姤①一阴之卦，斗杓建午之月，阴气方生，喻身中阴符起绪之地也。

六　月

孙真人曰：此时阴气内伏，暑毒外蒸，纵意当风，任性食冷，故多暴泄之患。切须饮食温暖②，不令大饱，时饮食粟米温汤、豆蔻熟水最可。《遵生八笺》云：季夏发生重浊，主养四时，万物生荣，增咸减甘，以资③肾脏。是月肾气微，脾脏独养④，宜减肥浓之物，益固筋骨。《内丹秘要》云：月遁二阴之卦，斗杓建未之月，阴气渐长，喻身中阴符，离去午位，收敛而降于下也。

伏　日

《历书》⑤：伏者，金气伏藏之日也。秋以金代火，金畏于火，故至庚日必伏⑥。法以夏至后第三庚为伏，初伏

---

① 姤：姤卦，五根阳爻在上，一根阴爻在下。五月古亦称作"姤月"。
② 温暖：《遵生八笺·六月修养法》作"温软"，义胜。
③ 资：《遵生八笺·六月修养法》作"滋"，义胜。
④ 养：《遵生八笺·六月修养法》作"旺"。
⑤ 历书：我国历史上著名的天文学专著，隋朝天文学家刘焯撰著。
⑥ 庚日必伏：天干地支相配，每年遇庚字，每10天一个庚日，第三个庚日为初伏，每隔10天为一伏，共三伏。

也，第四庚为中伏，立秋后第一庚为末伏，凡四十日大热也。周时无伏，秦穆公初作伏祠社①，秦始皇置上伏。汉以后行阴阳，火忌伏日，故三伏切禁嫁娶，亦顺时之意也。

土旺令

土旺者，土王用事也。土虽旺于四季，而月令中央，土居季夏之后。盖五气顺布，季夏，坤位西南，致役乎坤②，后天八卦致用之序③也。脾脏属土，亦旺于四季，外应中岳，上通镇星④之精。季夏并三季各十八日，宜存镇星黄气，入脾中连于胃上，以安脾神。至于理脾之法，当土旺时，惟有少虑念、养恬和，顺坤之德，以宁其神而已。若感中暑，热多自口齿入，伤心包络之精，则气消而脉虚弱。故元气不足者，宜服补中益气汤。又必如东垣之论，须常调理脾胃，此乃医中之王道也。

秋 令

《素问》：秋三月，此谓容平，天气以急，地气以明，早卧早起，与鸡俱兴，使志安宁，以缓秋刑，收敛神气，使秋气平，无外其志，使肺气清，此秋之应，养收之道

卷 三

六七

---

① 秦穆公初作伏祠社：《史记·十二诸侯年表》载"秦德公二年"初作伏祠社，磔狗邑四门"。

② 致役乎坤：大地养育万物。坤，地也。

③ 后天八卦致用之序：《易经·说卦》曰："帝出乎震，齐乎巽，相见乎离，致役乎坤，说言乎兑，战乎乾，劳乎坎，成言乎艮"。

④ 镇星：土星。

也。逆之则伤肺，冬为飧泄，奉藏者少①。盖肺金旺于秋，外应西岳，上通太白②之精，宜常存太白，白气入肺，以安肺神。又当含仁育物，施恩敛容，阴阳分形③，万物收杀，雀卧鸡起，斩伐草木，以顺阴气，长肺之刚，则邪气不侵。若逆之，则伤肺金，不生冬之肾水，致有飧泄之病，故肾脏奉藏之气少矣。《性命真印》云：秋分之日，天气渐敛，形骸渐坚，调神静机，清除昏散，故神依气，气依神，神气相依，百病悉离。盖肺金盛壮于酉，肾水受生而充，故形骸坚，神气足。然春秋之际，旧疾发动之时，况夏月过食生冷，入秋必患痢疟。须和平将摄，安养秋气。《八笺》云：秋主肃杀，人气在肺，肺旺属辛，金能克肝木，主酸。秋时饮食宜减辛增酸，以养肝气。

七月

孙真人云：肝心少气，肺脏独旺，宜安静④，增咸减辛，助气补筋，以养脾胃。勿冒极热、恣凉冷、发大汗，以保元气。《八笺》云：审天地之气，早卧早起，收敛神气。《诊要》⑤云：七八月，人气在肺，阳气已下矣。

八月

孙真人曰：是月心脏气微，肺金用事，宜减苦增辛，助筋补血，以养心脾肝胃，勿犯邪风。《八笺》云：仲秋，

---

① 秋三月……奉藏者少：语见《素问·四气调神大论》。

② 太白：金星。

③ 阴阳分形：《遵生八笺·肺脏秋旺论》作"藏阳分形"。

④ 安静：《遵生八笺·四时调摄笺·七月修养法》作"安静性情"。

⑤ 诊要：《素问·诊要经终论》。

安宁志性，增酸养肝。《内丹秘诀》云：七月否，三阴之卦，斗杓建申之月，阳气渐衰，喻身中阴符愈降愈下①也。八月观，四阴之卦，斗杓戌时指酉，以月建酉。阴佐阳功，以成万物，故物皆缩小，同②时而成矣。喻身中阴符过半，降而入于丹田，修道者当关③养元气，而筑丹基也。

九 月

孙真人曰：是月阳气已衰，阴气太盛，暴风时起，切忌贼邪之风以伤孔隙。勿冒风邪，勿恣醉饱，宜减苦④，补肝助肾，益气养元。《诊要》云：九月十月⑤阴气始冰，地气始闭，人气在心。"阳气入脏也。《内丹秘诀》云：剥，五阴之卦，斗柄建戌月，阳气衰减，喻身中阴符将尽，无所施功，火墓于戌，闭物之时也。

冬 令

《素问》：冬三月，此谓闭藏，水冰地坼，无扰⑥乎阳，早卧晚起，必待日光，使志若伏若匿，若有私意，若已有得，去寒就温，无泄皮肤，使气亟夺，此冬气之应，养藏之道也。逆之则伤肾，春为痿厥，奉生者少⑦"。盖肾水旺于

---

① 喻身中阴符愈降愈下：原作"喻身中愈降愈"，据下文"喻身中阴符将尽"句补。

② 同：《遵生八笺·四时调摄笺·八月修养法》作"因"，义胜。

③ 关：《遵生八笺·四时调摄笺·八月修养法》作"固"，义胜。

④ 减苦：《遵生八笺·四时调摄笺·九月修养法》作"减苦增甘"。

⑤ 十月：原无，据《素问·诊要经络篇》补。

⑥ 无扰：原作"无援"，据《素问·四气调神大论》改。

⑦ 冬三月……奉生者少：语见《素问·四气调神大论》。

卷
三

六
九

冬，外应北岳，上通辰星①之精，宜常存辰星，黑气入肾，以安肾神。又当戒谨节嗜，以待阴阳之定，秉坎之德，以顺乾坤之气，闭万物伏藏之节候，故曰无扰乎阳也。若逆之，则伤肾，肾伤则水不能生木，肝木主筋，筋之不能举者为痿。春木旺，水废则阳气上逆而为厥，故曰春为痿厥，肝脏奉生之气少矣。《性命真印》云：安东②者，以冬至万物潜藏，一阳来复，昏魔易清，散乱易寂，榻宜设阴火以防寒厉。盖冬日肾旺心弱，宜泻肾益心而固守真气。子时咽玉津，灌所弱脏腑滋养扶持，则百病不生矣。

十　月

《素问》：人气在心③。孙真人云：十月肺气弱④，肾气盛。宜减苦以养肾气⑤，勿伤肾骨⑥，勿泄皮肤，勿妄针灸，以其血涩，津液不行也。《八笺》云：早卧晚起，使志温畅，无泄大汗，勿犯冰冻，温养神气，勿令邪气外入也。《内丹秘诀》云：六阴⑦之月，万物至此归根复命，喻我身中阴符穷极，寂然不动，反本复静。此时塞兑垂帘，

---

① 辰星：水星。
② 东：疑为"冬"字之误。
③ 人气在心：《素问·诊要经终论》作"九月十月，阴气始冰，地气始闭，人气在心。"
④ 肺气弱：《遵生八笺·四时调摄笺·十月修养法》作"心肺气弱"，义胜。
⑤ 减苦以养肾气：《遵生八笺·四时调摄笺·十月修养法》作"减辛苦以养肾气"。
⑥ 勿伤肾骨：《遵生八笺·四时调摄笺·十月修养法》作"勿伤筋骨"，义胜。
⑦ 六阴：《遵生八笺·四时调摄笺·十月修养法》作"玄阴"。

以神光①下照于坎宫，当夜气未央，凝神②，端坐片时，少焉神气归根，自然无中生有，积成一点金精。盖一阳不生于复而生于坤，人之一生元气升降于子时，生于肾中，此即天地一阳初动，感而遂通，乃复卦也。《阴经》③云：自然之道静，故天地万物生。养生者顺其时，行坤复之功，在十月间也。

十一月

《诊要经》云：十一月十二月，冰复，地气合，人气在肾④。孙真人云：是月肾脏正旺，心气⑤衰微，宜增苦绝咸，补理脾胃⑥，闭关摄神，以理⑦初阳。盖子月火气潜伏，闭藏以摄其本然之真，而为来春发生升动之体也。《内丹秘诀》云：复，一阳卦，斗杓建子月，阳气始，喻身中阳火初发，气至微也。

十二月

孙真人云：是月土旺，水气不行，宜减甘增苦，补心助肺脾，调理肾脏⑧，勿冒霜气雪气，勿泄津大汗。《内丹秘诀》云：临，二阳卦，斗杓建丑，阳气渐进，喻身中阳

① 光：原无，据《遵生八笺·四时调摄笺·十月修养法》补。
② 凝神：《遵生八笺·四时调摄笺·十月修养法》作"凝神聚气"。
③ 阴经：《遵生八笺·四时调摄笺·十月修养法》作"《阴符经》"。
④ 十一月十二月……人气在肾：原作"气在胃，十一十二月，冰复，地气合，北方水旺也"，据《素问·诊要经终论篇》改。
⑤ 心气：《遵生八笺·四时调摄笺·十一月修养法》作"心肺"。
⑥ 脾胃：《遵生八笺·四时调摄笺·十一月修养法》作"肺胃"。
⑦ 理：《遵生八笺·四时调摄笺·十一月修养法》作"迎"，义胜。
⑧ 补心助脾，调理肺脏：《遵生八笺·四时调摄笺·十二月修养法》作"补心助肺，调理肾脏"。

火畅，而黄道渐渐开朗也。

一日阴阳

朱子①曰：天地总是一大阴阳，一年又有一年之阴阳，一月又有一月之阴阳，一日一时皆然也②。以岁论，春夏为阳，秋冬为阴。以月论，自朔至望为阳，自望至晦为阴。以日论，昼为阳，夜为阴。以时论，自子正初刻至午正为阳，自午正一刻至子初四刻为阴。一日又有阳中之阳，阴中之阴；有阳中之阴，阴中之阳。平旦至日中，阳中之阳；日中至黄昏，阳中之阴；合夜至鸡鸣，阴中之阴；鸡鸣至平旦，阴中之阳也。魏伯阳③《参同契》云：以子为天心之中，复卦当其中气。盖岁以冬至为复，月以朔旦为复，日以子时为复，时也。岐伯云："一日分为四时，朝为春，日中为夏，日夕为秋，夜半为冬。"盖平旦阳气升，日中阳气隆，日夕阳气虚。养此三时，所以固阳气也。李真人《内天罡诗》云："子午二时绝思虑，龙虎交时心肾平"。与邵子④"天根月窟⑤闲来往，三十六宫都是春"同意。合观诸说，皆所以发明身中造化与天地同

---

① 朱子：朱熹（1130－1200），字元晦。南宋朝著名理学家及新儒家。

② 天地总是一大阴阳……一日一时皆然也：语出朱熹《朱子语类》卷一《理气上·太极天气上》。

③ 魏伯阳：东汉炼丹理论家，生卒年不详。其事迹最早见于晋葛洪《神仙传》，著有《参同契》。

④ 邵子：北宋大易学家邵雍，字尧夫，号康节。

⑤ 天根月窟：出于邵雍的诗《观物吟》和《月窟》。后人有指卦：天根在坤去震之始，月窟在巽近乾处。有指穴位：月窟为上丹，天根为下丹。或将任督交会处会阴穴是天根，而诸阳交会之百会穴是月窟。

功。朱子又谓：先天圆图①大之，元会运世②小之，一岁一月一日，莫不皆然。是一日之阴阳，皆六十四卦之运行也。若夫以乾坤为炉鼎，以坎离为金刀，大药以六十四卦为火候，一切丹术皆不可信。朱子所谓：屏气灭息，不问肥瘠壮怯，未有不成病者，是养生而反伤生也。

子初四刻观③、比、剥　子正四刻坤、复

观：二阳在上，四阴逼近；比：则消去一阳；剥：则一阳将尽。坤：则纯阴；复：始一阳，诚危微之候也。是时天罡在胆④，人气入脏，宜熟寐以保微阳。又，胆主果敢肃杀，一阳复始为一善之萌，虽凶暴之徒，必悔生于夜半也。

丑初四刻颐、屯、益　丑正四刻震、噬嗑、随

颐：上止下动；屯：刚柔始交，卦虽二阳而尚未用事，宜静而不宜动。《杂卦传》曰："颐，养正也；屯，见而不失其居。"益：则动三阳之基。震、噬嗑、随则正二阳之位，当是时，地辟于丑，天罡在肝，肝藏魄，寐合肝，最忌惊寤。是故世之通宵燕乐至丑时，啖饮无节者，其病在目也。

---

① 先天圆图：朱熹《周易本义》称"河图"（十数图）为天地生成之先天图，呈圆形。本书作者据此称先天圆图。

② 元会运世：宋代邵雍在《皇极经世》中设计的世界年谱。以天地循环终始为元，一元分为十二会，为子、丑、寅、卯、辰、巳、午、未、申、酉、戌、亥十二支，会下为运，运下为世。三十运为一会，十二世为一运。

③ 观：《易经》六十四卦之一。下同。

④ 天罡（gāng 刚）在胆：胆气用事。天罡，道教称北斗丛星中有三十六个天罡星，每个天罡星各有一神。

寅初四刻无妄、明夷　寅正四刻贲、既济、家人

无妄、明夷，天地初交，故否反为泰，然阳起于下，火藏于地尚未显动。贲卦，明不及远，至既济、家人则泰象成矣。是时人生于寅，天罡在肺，宜以寅正二刻寤即兴起，所以顺天时、达人气也。若此时酣睡终日，精神昏眊①矣。

卯初四刻丰、离、革　卯正四刻同人、临

丰明以动，重离继照，革则变故生新。同人、临，阴阳适中。当是时，四阳大壮，天罡在大肠。故人之早餐当以卯正为准，凡饮食必能消化也。

辰初四刻损、节、中孚　辰正四刻归妹、睽、兑

损、节皆自泰来，损曰损刚益柔，节曰刚柔分，而刚得中。中孚曰柔在内而刚得中。归妹以柔乘刚用，睽以同而异，兑刚中而柔外。当是时，五阳盛进，戒在盈满，故皆曰"得中"，尤忌急怒。辰为水库，太阳司晨，天罡在胃，犯之伤胃，遂成气逆之疾也。

巳初四刻履、泰　巳正四刻大畜、需、小畜

履、泰说而应乎乾②，泰曰天地交而万物通。大畜曰刚健笃实辉光。需曰刚健而不陷，小畜曰健而巽，刚中

---

① 昏眊：眼目昏花。

② 履泰说而应乎乾：据宋代邵雍解《易》，认为履卦初爻，世界开始存在了；到了泰卦，世界上个体事物就开始产生了，这时候人就存在了；到了乾卦就达到文明的黄金时代。（冯友兰《中国哲学简史》，北京大学出版社 1996；236）

而志行。当是时，纯阳之候自卯至巳，少阴君火主，首以养心为要。又，天罡在脾，天罡者纯阳之气。脾者坤土之精，心之子，肺之母，喜动而躁，忌静而湿，宜从容缓步以舒脾经。脾健则心肺俱安，荣卫亦因之充足也。

午初四刻大壮、大有、夬　午正四刻乾、姤

大壮，壮于趾，戒动也。大有，应乎天而时行，胜私也。夬，健而说，决而和，刚决柔也。乾元用九，乃见天则，戒用刚也。当是时，南离火旺，潜长一阴，天罡在心，精神满溢，正宜端凝静息，以养天君。《管子》所谓：洁其宫，开其门，去私勿言，神明若存是也。

未初四刻大过、鼎、恒　未正四刻巽、井、蛊

大过，刚过而中；鼎，以木巽火；恒，久而不已。巽，柔皆顺乎刚；井，以木巽火①；蛊，刚上而柔下。当是时，二阴浸长尤赖四阳壮盛，未受其克。天罡在小肠，为受藏之府。故人之晚餐不可过未正，以鼎井二卦皆养义也，过此则阳退阴长，食物不化也。

申初四刻升、讼　申正四刻困、未济、解

升，地中生木；讼，天水违行，虽生机未息，而否象见矣。困、未济皆自否来，而解则四阴盛矣。当是时，天罡在膀胱，水府气化能出，宜养元气充足，而后小水顺利。又，上系小肠与肾同部，宜保阳精坚固，而后便溺以

---

① 以木巽火：《周易会意》作"木上有水"。

卷三

七五

时。盖升象顺入，而讼、困、未济、解，皆有水润下之象也。

酉初四刻涣、坎、蒙　酉正四刻师、遁

涣自否来，水瀳①至坎，山下泉蒙。师一阳居下体；遁二阴长下。卦皆阴气盛进，阳气退藏之候也。当是时，天罡在肾，右肾藏火，左肾精。至酉则阴阳分限，人气衰，阳气虚，宜以敛息养水火之源，是以合涣之道在于贞固，行险之道在于心亨②，止敛之道在于养正，然后师、遁之一阳二阴各安于其位也。

戌初四刻咸、旅、小过　戌正四刻渐、蹇、艮

咸、旅、渐，皆自否来，小过、蹇、艮四阴，皆阳陷于阴之象也。当是时，天罡居包络，为相火与心脏同经，在天为寒露霜降，在人为厥阴包络。宜向晦偃息，以养真元，人之寝寐不可过戌正也。

亥初四刻谦、否　亥正四刻萃、晋、豫

谦，天道下济、地道上行；否，天气上升地气下降；萃，二阳聚于上；晋，二阳丽于上；豫，一阳动于上。当是时，天罡居三焦，三焦火无形之府，与命门同经。《庄子》云：其寐也，魂交。盖阴阳交，而后寐成；阴阳分，而后寐熟，故先谦后否也。张仲才云：魄，夜舍肝成梦，盖阳气聚丽于上，神魄游动于空。萃、晋、豫皆梦中之

---

① 水瀳（jiàn 见）：水浸出貌。
② 心亨：心气通达。

景，知觉虚灵①，未尝昏昧不安也。

四辰导引

《子华子》②云：荣卫之行，无失厥常，六腑化谷，精液布汤③。流水而不腐，以其逝④故也，户枢之不敝⑤，以其运故也。盖水之逝，疏以通也；枢之运，动而行也。《内经》以血为荣，以气为卫，滞则不通，凝则不行，故导之使通，引之使行，希夷之仙术⑥也。其必以四辰者，子，一阳生，为坤、复之候。丑，二阳进，为颐、屯、益、震、噬嗑、随之候。寅，三阳交，为无妄、明夷、贲、既济、家人之候。卯，四阳长，为丰、离、革、同人之候。乘阳气而行之术，本伏羲先天卦运，所以异于道家丹术之说也。

立春正月节

运主厥阴初气，配手太阳三焦⑦。每日子丑时，叠手按髀，转身拗颈，左右耸引各三五度，叩齿六六，吐纳漱咽三次。能治风气积滞，项、耳、肩臑、背、肘臂臑诸

---

① 虚灵：宁静淡泊而智慧。虚者，空；灵者，聪明。
② 子华子：春秋末期晋国哲学家和道家子华子撰著养生书籍，书中提出"六欲皆得其宜""动以养生"的养生观。
③ 精液布汤：《子华子·北官意问篇》作"精液布扬，故能久长而不弊"，义胜。
④ 逝：《子华子·北官意问篇》作"游"。引申为"流动"。
⑤ 敝：《子华子·北官意问篇》作"蠹"，义胜。
⑥ 希夷之仙术：宋代著名道学家陈希夷创立的"二十四气导引坐功图势"。
⑦ 配手太阳三焦：据上下文义，当以"时配手少阳三焦相火"义胜。

痛，去三焦热。

雨水正月中

运主厥阴初气，时配三焦少阳相火。每日子丑时，叠手按髀①，拗颈转身，左右偏引各三五度。叩齿、吐纳、漱咽。如意，散三焦经络流滞诸毒，以及咽喉、耳目、眦颊、齿舌风疡等处诸疾②。

惊蛰二月节

运主厥阴初气，时配手阳明大肠燥金。每日丑寅时，握固转颈，反肘后向顿掣五六度，叩齿六六，吐纳漱咽三三。治腰脊脾胃，去蕴积邪毒，目黄口乾，喉面③，头风，疙疮诸疾。

春分二月中

运主少阴二气，时配手阳明大肠燥金。每日丑寅时，伸手引颈，左右挽引各五六度，叩齿漱咽，发散胸臆经络，虚劳，邪毒，齿耳等疾。

清明三月节

运主少阴二气，时配手太阳小肠寒水。每日丑寅时，正坐，换手，如引硬弓，各七八度。叩齿，纳清吐浊，咽

---

① 髀：原作"陛"，据上文改。髀即大腿根部。

② 咽喉、耳目、眦颊、齿舌风疡等处诸疾：当以"咽喉、耳目、眦颊、齿舌等处风疡诸疾"义胜。

③ 喉面：《遵生八笺·四时调摄笺·陈希夷仲春二气导引坐功图势》作"喉痹，面肿"，义胜。

液各三。散腰肾肠胃虚邪①，耳颈腰肘诸疾。

谷雨三月中

运主时配与清明同。每日丑寅时平坐，换手左右举托，移臂左右掩乳，各五七度，叩齿、吐纳、咽漱。去脾胃结瘕瘀血，目黄，鼻衄，掌热，颈肿等疾。

立夏四月节

运主少阴二气，时配手厥阴心包络风木。每日寅卯时，闭息瞑目，反换两手，抑掣两膝，各五七度，叩齿、吐纳、咽液。散背膊经络流滞风湿等疾。

小满四月中

运主少阳三气，时配手厥阴心包络风木。每日寅卯时正坐，一手举托，一手拄按，左右各三五度，叩齿、吐纳咽②液。散肺肝腹胁蕴滞邪毒等疾。

芒种五月节

运主少阳三气，时配手少阳心君火。每日寅卯时，正立仰身，两手上托，左右力举，各五七度，定息叩齿，吐纳咽液。去腰肾蕴积虚劳等疾。

夏至五月中

运主时配与芒种同。每日寅卯时跪坐，伸手义指屈

---

① 散腰肾肠胃虚邪：《遵生八笺·四时调摄笺·陈希夷季春二气导引坐功图势》作"散腰肾肠胃虚邪积滞"。

② 咽：原无，据《遵生八笺·四时调摄笺·陈希夷孟夏二气导引坐功图势》及前后文例补。

指，脚换踏左右各五七度。叩齿，吐纳，漱咽。去风湿积滞、腕膝臂腰肾痛①，掌热，身重等疾。

小暑六月节

运主少阳三气。时配手太阴脾湿土。每日丑寅时，两手据地，屈压一足，直伸一足，用力掣三五度。叩齿，吐纳，咽液。去腿膝腰髀②风湿气，肺胀满，嗌③乾，喘，手体偏风等疾。

大暑六月中

运主太阴四气，时配手太阴肺湿土。每日丑寅时，双拳据地，反首④向肩，引作虎视，左右各三五度。叩齿，吐纳，咽液。去颈项胸背风毒，咳满，臂痛，掌热，肩风，便数，泄淋等疾。

立秋七月节

运主太阴四气，时配足少阳胆相火。每日丑寅时正坐，两手托地，缩体闭息，耸身上踊⑤七八度，叩齿，吐纳，咽液。补虚损，去腰肾积气，及背痛脓肿等疾。

处暑七月中

运主时配与立秋同。每日丑寅时正坐，转头左右举

① 风湿积滞、腕膝臂腰肾痛：原作"去腕膝积滞、风湿臂腰肾痛"，据遵生八笺·四时调摄笺·陈希夷仲夏二气导引坐功图势》改。

② 髀：原作"脾"，据《遵生八笺·四时调摄笺·陈希夷季夏二气导引坐功图势》改。

③ 嗌：原作"溢"，据改同上。

④ 反首：原作"反手"，据改同上。

⑤ 身：原无，据补同上。

引，就反两手搥背上，各五七度，叩齿，吐纳，咽液。去胸背脊膂积滞，风湿，咳喘等疾。

白露八月中

运主太阴四气，时配足阳明胃燥金。每日丑寅时正坐，两手按膝，转头左右推引，各三五度，叩齿，吐纳，咽液。去腕膝积滞、风湿臂腰肾痛，狂、疟、呙、痹[①]等疾。

秋分八月中

运主阳明五气，时配足阳明胃燥金。每日丑寅时，盘足而坐，两手掩足[②]，左右反侧，各三五度，叩齿，吐纳，咽液。去胁肋腰股风湿滞积之气，遗溺、腹胀等疾。

寒露九月节

运主阳明五气，时配足太阳膀胱寒水。每日丑寅时正坐，举两臂踊身上托，左右各三五度，叩齿，吐纳，咽液。去胁腋经络间风寒邪湿，头目、腰脊痛，痔疟、癫狂、霍乱等疾。

霜降九月中

运主时配与寒露同。每日丑寅时平坐，舒两手，攀两足，随用膝间力纵而复收，各五七度，叩齿，吐纳，咽液。去腰肾脚痹风湿，腹胀、脓血痔肛等疾。

---

① 痹：原作"脾"，据改同上。
② 两手掩足：《遵生八笺·四时调摄笺·陈希夷季夏二气导引坐功图势》作"两手掩耳"义胜。

立冬十月节

运主阳明五气，时配足厥阴肝风木。每日丑寅时正坐，两手一手按膝、一手按肘，拗头左右顾，两手左右托各三五度，吐纳叩咽。去胸胁滞积，虚邪腰痛，腹满呕泄，耳目诸疾。

小雪十月中

运主太阳终气，时配足厥阴肝风木。每日丑寅时正坐，两手各按膝肘①，左右挣力各三五度，吐纳叩咽。去腕肘虚劳②，热毒，淋露、阴缩、喘等疾。

大雪十一月节

运主太阳终气，时配足少阴君火。每日子丑时，起身仰膝，两手左右托，两足左右蹉③，各五七度，叩纳吐咽。去脚膝风湿毒气，口舌咽嗌④、心痛，疽癣、昏愦等疾。

冬至十一月中

运主时配与大雪同。每日子丑时平坐，伸两足，拳两手，按两膝，左右极力三五度，吐纳叩咽。去手足经络寒湿，脊股、胁胸、腰腹疾，痢泄肛痛等症。

---

　　① 两手各按膝肘：《遵生八笺·四时调摄笺·陈希夷孟秋二气导引坐功图势》作"一手按膝，一手拽肘"。

　　② 虚劳：《遵生八笺·四时调摄笺·陈希夷孟秋二气导引坐功图势》作"风湿"。

　　③ 蹉：踩。

　　④ 口舌咽嗌：《遵生八笺·四时调摄笺·陈希夷仲冬二气导引坐功图势》：作"口热舌干，咽痛上气，嗌干及肿"。

小寒十二月节

运主太阳终气，时配太阴脾湿土。每日子丑时正坐，一手按足、一手上托，挽①（引）首互换，极力三五度，吐纳叩咽。去荣卫蕴积气呕，胀瘕泄②，痞满，二便不通等疾。

大寒十二月中

运主厥阴初气，时配足太阴脾湿土。每日子丑时正坐，两手向后，踞床跪坐，一足直伸，一足用力，左右各三五度，吐纳叩咽。去经络蕴积诸气，舌强，膝肿，尻阴臑腑肿胀，飧泄诸疾。

七字调和

人一日一夜一万三千五百息。息者，一呼一吸也。荀悦③云：善养性者得其和，邻脐三寸谓之关，藏呼吸以受四气也。庄子云："吹呴④呼吸，吐故纳新，熊径鸟伸，为寿而已"。《后汉书》华佗晓养性之术，明五禽之戏，谓虎鹿熊猿鸟也，体有不快，起作一禽戏。其法虽不传，意必其分治五脏，使之调和耳。今考《素问》吸嘘嘻呵呼呬吹七字诀。盖导引者，却病与未然也。调和者，治病于已然

---

① 挽：引。

② 荣卫蕴积气呕，胀瘕泄：《遵生八笺·四时调摄笺·陈希夷季冬二气导引坐功图势》作"荣卫气蕴，食即呕，溏瘕泄"。

③ 荀悦：字仲豫，生卒年代148—209年，东汉思想家，颍川颍阴（今河南许昌）人。著《申鉴》五篇。

④ 呴（xǔ 许）：慢慢呼气。

也。五脏有病，以七字治之，病愈即止。

吸字补气

《六书故》① 欨歔吹呼呵皆出气也，歆翕歙呷欱皆纳气也。吸字亦纳气，然吸以鼻不以口，其气直达关藏，能补元气，又兼能补脏腑也。

嘘字治肝

嘘，口出气曰嘘。气出丹田为阳，故温治肝脏用嘘字。以鼻吸清气引长，以口嘘之，睁目开口，不使耳闻，盖气重反损其气。每行功时，先向东南趺坐②，凝神叩齿三十六，漱一二百津，清分三咽，缓入丹田，然后开口，每呼吸三十六度为一小周。所以吐故纳新，以六字分治各经之病。余四脏皆仿此，如某脏有病，则以所治之字重行之。

嘻字治胆

胆之有病，大率口苦呕酸涎，心中惊恐，若畏捕者。胆实，精神不守，卧起无定。虚则伤寒，则畏恐，头眩虚脱，爪发皆枯，目中出泪，膀胱连腰、小腹作痛。凡此胆症，以嘻字治之，又端居静思，北吸玄宫之黑气，入口三吞之，补嘻之损，益肝之津，病愈即止。

呵字治心

凡心惊，心虚，心神离，心不足，心气冷，肺邪入

---

① 六书故：南宋文字学家戴侗所作的一部用六书理论来分析汉字的字书。
② 趺坐：盘腿端坐。

心，则多言，以呵字治之。呵者，出心经之邪也。

呼字治脾

吐纳俱用呼字，病脾大呼三十六遍，细呼如之，亦须撮口，轻轻出入，勿使耳闻，反损元气，开口则冷气入矣。凡壮热、霍乱、宿食、偏风、麻痹、腹块皆呼之，病愈即止。

呬字治肺

肺病热，或梦美人交合，或见花簇衣甲，日月云鹤，贵人相临①。肺虚，则气短不能调息。肺燥则喉干，肺风则多汗畏风。肺经诸症，皆以呬字，抽之勿过损度，无故而呬，不祥也。

吹字治肾

肾虚则梦入暗处，见妇人、僧尼、龟鳖、驼马、旗枪，自身兵甲，或山行，或泛舟。肺邪入肾则多呻。凡肾经之病，当吹以泻之、吸以补之，如肾气沉滞当重吹，则渐通之。

四术修养

《子华子》云："医者理也，理者意也。"意其所未然，意其所将然，而谨训于理，夫是之谓医。"药者瀹也，瀹者养也。"以其所有余，养其所不足，以其所益，养其所

---

① 相临：原无，依《摄生消息论·相肺病法》补。

损，而加以疏瀹①，夫是之谓药。孙思邈云：凡人无故不宜服药，药气偏有所助，令人脏气不平，可不慎与？虽然春夏秋冬，人气顺应者，天道之自然。风寒暑湿，脏腑伤中者，人事之偶然。盖天有金木水火土，郁则生灾。人有心肝脾肺肾，郁则生病。木郁则达之，火郁则发之，土郁则夺之，金郁则泄之，水郁则折之。岐伯此论，非惟用药宜，然乃统修养于无病之日而言也，予故为之说。曰其术有四：

一曰保真元

张子②曰：天地之塞，吾其体，人生之真气也。孟子曰：我善养吾浩然之气，一身之元气也。然总一至诚，无息之机自有生。言曰：真自一身言曰元，岂有二气哉？顺天时，尽人事，主静存诚，保真元之秘术也。惠忠禅师《安心偈》曰：人法双净，善恶两忘，直心真实，菩提道场。魏伯阳《三宝丹基》云：耳乃精窍，目乃神窍，口乃气窍，三宝关键，收拾向里，是为丹基。二说虽亦近理，究属玄空③异端耳。惟黄山谷④《养生四印》⑤云：百战百胜不如一忍，万言万当不如一默。无可拣择眼界平，不藏秋毫心地直。此语与程子⑥"廓然大公，物来顺应"之意

---

① 疏瀹：舒畅。
② 张子：即张载（1020~1077），字子厚，北宋哲学家。著有《张子全书》
③ 玄空：虚幻无实。
④ 黄山谷：即黄庭坚 北宋书法家、文学家，号山谷道人。
⑤ 养生四印：四种修养身心之道。出自宋黄庭坚《赠送张叔和》诗。
⑥ 程子：程颐（1033~1107），北宋教育家。字正叔，人称伊川先生。

合，庶几保真元之道钦。

二曰守中和

中者，无过不及之谓也。人生五脏受气各有常分，荣卫之行聚为精神，倘用之过耗，百病丛生。善养生者，无过耗之弊，自无不及之虞。《吕氏春秋》云：耳目口鼻，生之役也，不得擅行，必有所制。夫欲制四官，必先持养十物。十物者，精、神、魂、魄、心、意、志、思、智、虑是也。凡此皆心为之主，心不能主，则不能制矣。是以精上则滞，神昏则伏，魂离则惰①，魄散则耗，志郁则陷，意营则罔，思涩则殆，虑殚则蒙，智碍则愚，皆不能守中之弊也。

和者，无偏好恶之谓也。凡大喜、大怒、大忧、大恐、大哀五者接神②，皆足以伤天和。唐柳公度③善摄生，常曰：吾初无他术，惟不以元气佐喜怒。故阴阳和平之人，其状暶暶然④，此守和之义也。子华子云：火宿于心，炎上而排下，其神燥而无准，人之暴急以取祸者，心使之也。木宿于肝，枝叶繁而锐，其神猜束⑤而无当，人之朴

---

① 魂离则惰：《子华子》作"魂拘则沉"。

② 接神：疑为"损神"之误。

③ 柳公度：唐代柳公绰之堂兄弟。《二十四史全译·旧唐书·第五册》载："公度善摄生，年八十余，步履轻便。或祈其术，曰'吾初无术，但未尝以元气佐喜怒，气海常温耳！'位止光禄少卿"。

④ 暶暶（xuán 旋）然：明润貌美状。

⑤ 猜（juàn 卷）束：心情急躁或抑郁。

戆①以取祸者，肝使之也。金宿于肺，硁訇②而不屈，磬而不能仰，其神阔疏而无法，人之讦决③以取祸者，肺使之也。水宿于肾，瑟缩以凑险，其神伏而不发，人之媕阿④脂韦⑤以取祸者，肾使之也。土宿于脾，磅礴而不尽，其神渗漉下注而不止，其神好大而无功，人之重绝轻纳⑥以取祸者，脾使之也。皆不能守和之弊也。

三曰淡嗜欲

欲为七情之一，嗜则一情之偏也。黄帝云：圣人不绝男女和合之道，贵于闭密以守天真。夫"闭密"云者，即淡之义，孟子所谓寡欲是也。盖元气有限，邪欲无穷，欲念一起，炽若烈火，能于欲念初萌即强制之，思其所为如虎豹之墟、幽冥之境，惧心一动，欲火自消。若欲既萌而复嗜之，轻则招灾致病，重则夺寿伤生也。其禁欲之期，如大寒、大热、大风、大雷、大雾，日月薄蚀⑦，星光之下，所以敬天也。元旦三元⑧、朔望弦晦，二十四气，四月纯阳、十月纯阴，凡丙丁日，所以慎时也。且嗜之害非独女色为然，他如嗜货财则伤德，嗜燕乐则伤神，嗜睡

---

① 戆（gàng 杠）：鲁莽。
② 硁訇（kēnghōng 吭哄）：大声。
③ 讦（jié 劫）决：直接攻击别人短处。《說文》：面相斥罪，相告讦也。
④ 媕（ān 安）阿：见"媕婀"，依违阿曲，无主见。
⑤ 脂韦：原义为油脂和软皮。引申为阿谀圆滑。
⑥ 重绝轻纳：《子华子·大道》作"重迟涩讷"。迟钝不敏捷。
⑦ 日月薄蚀：指日月薄食。《吕氏春秋·明理》："其月有薄蚀。"高诱注："薄，迫也。日月激会相掩，名为薄蚀。"
⑧ 三元：岁之元、月之元、时之元。

卧、嗜谈论则伤气，嗜酒则伤脏腑，嗜茶则伤脾胃，嗜音声则伤肾，嗜歌呼则伤肺，嗜忿争则伤肝，嗜思虑则伤心。惟付之以淡，则其精不夺而气静神恬矣。

四曰节饮食

韩非子云："人以肠胃为根本，不饮食则不能活。"是以不免有利欲之心，饮以养阳，食以养阴，阴阳调适，精神充满。节之之道有四：一曰调四气，春温、夏热、秋凉、冬寒，故春宜食凉，夏寒、秋温、冬热也。二曰戒五物，春不食肝，夏不食心，秋不食肺，冬不食肾，四季不食脾。三曰和五味，春宜食辛，夏宜食酸，秋宜食苦，冬宜食咸。盖旺则食所克，弱则食所生，又随季不食本脏，尤顺天理。四曰忌五害，大甘、大苦、大酸、大辛、大咸，五者即生大害也。唐柳公度不以气海暖冷物、熟生物。气海，脐下也；暖冷熟生，忌生冷也。《八笺》云：食宜常少，亦勿令虚，冬则朝勿饥，夏则昼勿饱，不饥强食则脾劳，不渴强饮则胃涨。饱食勿仰卧，成气痞也；食后勿就寝，生百疾也。

张文潜①《粥记》云：张安道每晨起，食粥一大碗，空腹胃虚，谷气便作，所补不浅②。又极柔滑，与脏腑相得，最为饮食之良。又，山中僧，每旦一粥，甚系利害，如或不食，则终日燥渴，盖能畅胃气，生津液也。今劝人每日食粥以为养生之要，必大笑。然吾观《史记》云：赵

---

① 张文潜：张耒（1054－1114），字文潜，宋代诗人。
② 浅：清·梁章钜《退庵随笔》卷十二《摄生》作"细"。

章嗜粥，故中脏实。太仓公谓："安谷者过期①。"又，东坡帖云："夜坐饥甚，吴子野劝食白粥，谓能推陈致新，利膈养胃。僧家五更食粥，有以也②。"

三才戒忌

戒慎忌惮见于《中庸》③，真心为慎，单心为惮。慎者谨也，惮者畏也；戒者止也，忌者禁也。盖能知慎而后能戒，知惮而后能忌。戒之功密于忌，慎之力久于惮，故君子则有戒慎，小人则无忌惮也。人以一身配天地，为三才，持之以慎惮之心，见之于戒忌之事。所谓戒者，非佛家之戒也；所谓忌者，非道流之忌也。

天时戒忌

起居不知三才避忌，必犯灾害。

凡忙事勿指天为证。

勿怒视日月星辰。

勿裸体以亵三光④。

勿对三光濡溺⑤。

勿月下淫谑。

勿唾流星。

---

① 安谷者过期：《史记·仓公传》载：赵章病，仓诊其脉曰：五日而死。后十日乃死，所以过期者，其人嗜粥，故内脏实也。

② 有以也：清梁章钜《退庵随笔》卷十二《摄生》作"良有以也"。意为确有其因。

③ 中庸：孔子后裔所作，与《大学》《论语》《孟子》并列称为"四书"。

④ 三光：指日、月、星辰。

⑤ 濡溺：沉浸。

勿久视云汉。

震雷暴雨、黯雾烈风、严霜大雪不可冲犯。

勿嗔怨风雨。

勿指彩虹。

凡重雾三日，必有大雨，未雨不可出行。

雷鸣勿仰卧。

居室避斜风。

远出触寒而归，勿面向火。

勿就食热食。

衣湿汗即脱。

勿开口喝冷。

大热勿骤近凉水。

冲寒勿骤饮滚汤。

勿渎寒而寝①。

勿曝日以衣。

朝出莫饥，暮食勿饱。

朔不可泣，晦不可歌。

此天时戒忌之大略也。

地道戒忌

无故勿掘地，一恐泄地灵，又恐冒犯土祟。

勿裸卧地上，恐沾风湿等疾。

凡入深山，当持明镜，使精魅不敢犯。

凡入山念"仪康"二字以却狼虎，念"林兵"二字以

---

① 渎寒而就寝：冒寒而卧。

却百邪，念"仪方"二字以却蛇虫。入山至山脚，先退数十步方上山，则山精无犯。入山将后衣裾①摺三指挟于腰，则蛇虫不敢近。

渡江河，朱书"禹"字，佩之吉。写"土"字于手心，下船无怖恐。

凡深山洼下，寒泉勿饮。

凡水中有沙虫处勿浴。

有水弩之虫名曰"鬼蜮"，含沙射人，轻则疮疾，射中人影则死。先以物击水，虫散方可渡。

行热勿以河水沃面。

陂湖②水有小影鱼秧勿食。屋漏水大毒勿食。塚中水有毒气勿食。井水沸起者勿食。

凡急饮，浊水必捣杏仁搅泥，澄之方饮。

夏勿多食冰。

大抵禀体有厚薄，居乡有南北，方土异宜，风俗殊尚，不可胶例而拘。然养不可不慎，此地道戒忌之大略也。

人事戒忌

脏腑喜芳而恶腥膻，食必适宜，勿过伤致病。

肝恶风，心恶热，脾恶湿，肾恶渗，肺恶寒。

发不可误入鲊食③。

---

① 后衣裾：后衣襟。

② 陂（bēi背）湖：池塘。

③ 鲊食：腌制食物。

甲寅日刮①手爪甲，甲午日刮脚指爪，此为三尸游处，故以斩除之。

勿向北犯魁②。唾远损气，唾多损神。

汗出毛孔勿扇风，

凡汗出于五脏，饮食饱热，汗出于胃，饱甚胃满出汗也。又惊悸夺精，汗出心精夺，神气游越，阳薄之于内，故汗出也。持重远行，汗出于肾，骨劳气越，肾复过疲，故汗出也。疾步恐惧，汗出于肝，暴役于筋，肝气疲极，故汗出也。摇动劳苦，汗出于脾，动作用力，谷精四布，脾化水谷，故汗出也。

勿令汗入饮食，食后以纸捻鼻，引鼻嚏，令气通，明目化痰。

勿强忍大小便，勿努力大小便。夜宜开眼出溺。

行走勿语，行远乘马勿回顾伤神。凡行远常存魁罡在头上。夜行宜数叩齿，鬼神畏齿声也。夜行及冥卧心中惧者，常③存日月光，入我明堂中，百邪自散。

久行伤筋，久立伤骨，久坐伤肉，久卧伤气。

勿跪④床悬脚。

勿坐大树下，疾风伤人。

坐冷石成疝，坐晒热石生疮。

---

① 刮：《遵生八笺·人事诸忌》作"割"，义胜。
② 勿向北犯魁：《遵生八笺·人事诸忌》作"不可向北唾。犯魁星"，义胜。
③ 常：《遵生八笺·人事诸忌》作"当"。
④ 跪：《遵生八笺·人事诸忌》作"跋"。

鸡鸣时叩齿三十六通，舌舐上腭，待神水漱而咽之①。口诵四海神名三遍，止鬼辟邪，无疾②。东海神曰阿明，南海神曰祝良，西海神曰巨乘，北海神曰禹强。

半夜勿哭泣、詈骂③。

向北勿惊呼④。

大乐耗气，多笑伤脏，多喜令人昏错，多念令人恍惚，多思多虑伤心怠气。

卧开口则泄真气，手压胸令人魇。

勿戏画睡者之面，恐其魂不认尸。

睡梦不可语人，燃烛而寝神魂不安。

睡者有变异⑤，则于暗处掐人中，或咬其拇指甲处而唾其面，即醒也。

凡沐者，洗头；浴者，澡身。勿同日沐浴。沐忌冷水，恐患头风。饥勿浴，饱勿沐，眼疾勿浴。沐无常者不吉。

旦起勿开眼洗面，滚水漱口损齿。脚汗勿濯。

夏至后丙丁日、冬至后庚辛日，皆忌交合，男女常遵戒忌之期，自保康宁寿考。此人事戒忌之大略也。

---

① 待神水漱而咽之：《遵生八笺·人事诸忌》作"待神水满口，漱而咽之。"义胜。

② 无疾：《遵生八笺·人事诸忌》作"令人无疾"，义胜。

③ 詈（lì力）骂：《遵生八笺·人事诸忌》作"勿对北詈骂"。

④ 向北勿惊呼：《遵生八笺·人事诸忌》作"勿卒惊呼，勿嗔怒，令神魂不安。"义胜。

⑤ 变异：卧而不醒。

生男女论节录《内经》

男女之合，阴血先至，阳精后冲，血开裹精，精入为骨，男形成矣。阳精先入，阴血后参，精开裹血，血入为肉，女形成矣。阳气聚面，故男子面重；阴气聚背，故女子背重。阴阳均至，非男非女之身。精血散分，骈胎品胎①之兆。父少母老，生女必羸；母壮父衰，生男必弱。古之良医，首察乎此，补羸女先养血壮脾，补弱男则壮脾节色。羸女宜及时而嫁，弱男必待壮而婚。

阴阳交合有时、太过、不及生病论

男子二八而天癸至，八八而天癸绝。精未通而御女以泄其气，则五体有不满之处，异日有难名之疾。阳已痿而思色，以降其精，则精不出内败，小便道涩而为淋。精已耗而后竭之，则大小便道牵疼，愈疼则愈欲大小便，愈便则愈疼。

女子二七而天癸至，七七而天癸绝。天癸既至，十年无男子合则不调。未逾十年，思男子合亦不调。不调则旧血不去，新血误行，或溃而入骨，或变而为肿，或虽合而难于生子。交合过多则沥枯，产乳过多则血枯。

---

① 骈胎品胎：多胞胎。骈胎：双胞胎；品胎，三胞胎。

后　序

山右范子于兹，積学士①也。其品逌然②，其言蔼然，其议论卓然。平居成人美，救人急。如农夫之耕耘，不以风雨辍也；如士人之经诵，不以暑寒间也；如王良造父③驾骐骥④，而趋之恐后也。嘉庆初元，余官京师，落寞少知，复人告余曰：知范某乎？其人豪俊可友。余即踵门，握手如旧相识，烹茗剧谈⑤，知其渔猎甚富，而尤精于医。嗟乎，医岂易言哉！医之兴也，其于上古乎？神农氏、轩辕氏神灵首出，是究是图⑥。至《周礼·疾医》"两之以九窍之变，参之以九藏⑦之动"，二语实括其要。范子曰：脏腑之不讲也，经络之不辨也，上中下焦之不明也，正经奇经任督脉之不知也，配五行运四时，茫乎其无据也。终夜求于幽室之中，非烛何见哉？旨哉尽之矣！且范子非徒托之空言也，余尝试之矣，药不过一二味，多则三四味，味必重，直凑单微，往往奏效。世之称良医者，用药轻、

---

① 積学士：指学问渊博之人。積通"績"。《管子·权修》"凡牧民者，以其所績者食之，不可不审也"

② 逌（yōu）然：舒服自得貌。

③ 王良造父：古代善驾驭马车者。《荀子·王霸》："王良、造父者，善服驭者也。"

④ 骐骥：千里马。

⑤ 剧谈：深谈。剧：深。

⑥ 是究是图：出《诗经·常棣》，意为深思熟虑。究，深思；图，考虑。

⑦ 九藏：郑玄注《周礼》"正藏五，又有胃、膀胱、大肠、小肠。"

用品杂，轻则力不足，杂则气不专，杯水车薪，圆枘方凿①，毋怪差毫厘而谬千里也。吁！脉之不审，药乎何尤②？此范子《医经津度》一书所由作也。间尝考《灵枢》《素问》以后，代有著述，阐发无遗。吾乡汪子讱庵《本草备要》《医方集解》二书，简明可学，学者宗之。范子之书不相剿袭③，独参妙谛，其按部切脉似更胜焉。夫富贵不足慕，吾于斯重有感也。大丈夫不能泽及百姓，以双手活千万人，足矣，况将为禄仕乎哉？数十里数百里之地，人民众多疾痛也，而噢咻④之庶有豸⑤乎！范子勉之矣。

赐进士及第光禄大夫礼部右侍郎加六级纪录二十次
愚弟王以衔拜手书
时道光三年仲冬上澣⑥

---

① 圆枘方凿：亦作"方枘圆凿"。比喻彼此不相投合，事不能成。

② 尤：即"优"。

③ 剿袭：抄袭。

④ 噢咻（ō xiū 窝修）：亦作"噢休"，安抚病痛。

⑤ 豸（zhì 治）：通"止"，解救。《左转·宣公十七年》："使郤子逞其志，庶有豸乎。"

⑥ 上澣（huàn 换）：通"浣"，月之上旬。

卷　四

医之为理，至精至微，非浅尝所能及。即学问渊博，临症不久，亦难奏效。况人之一身，脉络贯通，身有所苦，脉必应之，非久于其道，细心领会，鲜不为脉所困。夫脉之为体，血也；脉之为用，气也。以言体则一本也，以言用则万殊也。血不离气，气不离血，气与血一而二，二而一者也。血中有气，气中有血，得其所主，则胸有定见矣。由此分三部，定九候，辨其异同，别其真伪，切脉之功得其半矣。再能察其形色，听其呼吸，审其来历，由是用药以扶危，酌方以济困。世固不重赖有医乎？独未可轻言医也。医之用药，如将之用兵，用兵之道，简选贵精，训练有素，严纪律，一号令，所过之处，秋毫无犯，由是扼要制胜，斩将擒王。俾农归田，商归市，凯旋而后加之以招抚，医独不当如是乎？是以识见贵真，胆量贵确。识不真必错误，胆不壮必退缩。错误则阴阳谬，退缩则机宜失，医固可掉以轻心哉？是书于每卷首层层讲解，提要钩元，四卷全论脉理，而于方剂概不收录。善学者，神明变化，庶免钞方之病。盖病之不可钞方，犹文之不可录旧。今之医者，往往抄袭成方，延医者，亦必先问其用何汤头。试思作文之道，一题各有一义，作者融会书理，自抒所见，遂成结构。未闻钞录归、胡、金、陈①，自命

————————

① 归胡金陈：指清代著名文学家归有光、胡渭、金榜、陈维崧。

为方家者也。成方犹成文耳，法可学而文不可钞，此理甚明，善学者其领之。

二十八脉名目

浮　沉　迟　数
滑　涩　虚　实
长　短　洪　大
微　紧　缓　芤
弦　革　牢　濡
弱　散　细　伏
动　促　结　代

以下注二十八脉讲解，并二十八脉体状、相类、主病各歌诀，细心体认，方得真象。

浮

浮脉举之有余，按之不足。（《脉经》）　如微风吹鸟背上毛，厌厌聂聂（轻汲貌），如循榆荚。（《素问》）　如水上漂木。（崔氏）如按①葱叶。（黎氏）

浮脉法天，有轻清在上之象，在卦为乾，在时为秋，在人为肺。又谓之，毛太过则中坚旁虚，如循鸡羽，病在外也。不及则气来毛微，病在中也。《脉诀》言寻之如太过，乃浮兼洪紧之象，非浮脉也。

体　状

浮脉惟从肉上行，如循榆荚似毛轻，三秋得令知无

---

① 按：《濒湖脉学》作"捻"于义为胜。下同。

恙，久病逢之却可惊。

相　类

浮如木在水中浮，浮大中空乃是芤，拍拍而浮是洪脉，来时虽盛去悠悠。

浮脉轻平似按葱，虚来迟大豁然空，浮而柔细方为濡，散似杨花无定踪。

浮而有力为洪，浮而迟大为虚，浮而无力为芤，浮而柔细为濡。浮而虚甚为散。

主　病

浮脉为阳表病居，迟风数热紧寒拘，浮而有力多风热，无力而浮是血虚。

寸浮头痛眩生风，或有风痰聚在胸，关上土衰兼木旺，尺中二便不流通。

浮脉主表，有力表实，无力表虚，浮数风热，浮紧风寒，浮缓风湿，浮迟中风，浮虚伤暑，浮芤失血，浮洪虚热，浮散劳极。

沉

沉脉须重手按至筋骨乃得。（《脉经》）　如绵裹砂，内纲外柔。（杨氏）　如石投水，必极其底。

沉脉法地，有泉渊在下之象，在卦为坎，在时为冬，在人为肾。又谓之石，亦曰营。太过则如弹石，按之益坚，病在外也。不及则气来虚微，去如数者，病在中也。

《脉诀》言：缓度三关，状如烂绵者，非也。沉脉有缓数及各部之沉，烂绵乃弱脉，非沉脉也。

体 状

水性①润下脉来沉，筋骨之间软滑匀。女子寸兮男子尺，四时如此号为平。

相 类

沉帮筋骨自调匀，伏则推筋著骨寻，沉细如绵真弱脉，弦长实大是牢形。

沉行筋间，伏行骨上，劳大有力，弱细无力。

主 病

沉潜水蓄阴经病，数热迟寒滑有痰。无力而沉虚与气，沉而有力积并寒。

寸沉痰郁水停胸，关主中寒痛不通。尺部浊遗并泄痢，肾虚腰折下元空②。

沉脉主里，有力里实，无力里虚。沉则为气，又主水蓄，沉迟痼冷，沉数内热，沉滑痰食，沉涩气郁，沉弱寒伏，沉缓寒湿，沉紧冷痛，沉牢冷积。

迟

迟脉一息三至，去来极慢。(《脉经》)

迟为阳不胜阴，故脉来不及。而《脉诀》言重手乃得，是有沉无浮，一息三至，甚为易见。而曰隐隐然，又曰状且难，是涩脉矣，其谬可知。

体 状

迟来一息至惟三，阳不胜阴气血寒，但把浮沉分表

---

① 水性：《濒湖脉学·沉》作"水行"。
② 空：《濒湖脉学·沉》作"痌"。

里，消阴须益火之原。

相　类

脉来三至号为迟，小驶①于迟作缓持。迟细而难知是涩，浮而迟大以虚推。

三至为迟，有力为缓，无力为涩，有止为弦，迟甚为败，浮大而软为虚。

黎氏曰：迟小而实，缓大而慢。迟为阴盛阳衰，缓为卫盛营弱。宜别之。

主　病

迟司脏病或多痰，沉痼癥瘕子细看，有力而迟为冷痛，迟而无力定虚寒。

寸迟必是上焦寒，关主中寒痛不堪，尺是肾虚腰脚重，溲便不禁疝牵丸。

迟脉主脏，有力冷痛，无力虚寒。浮迟表寒，沉迟里寒。

数

数脉，一息六至。（《脉经》）　脉流薄疾。（《素问》）

数为阴不胜阳，故脉来太过。浮、沉、迟、数，脉之纲领，《素问》《脉经》皆为正脉。《脉诀》立七表八里而遗数脉，其妄甚矣

体　状

数脉息间常六至，阴为阳盛必狂烦，浮沉表里分虚实，惟有儿童作吉看。

---

①　驶：快。

相　类

数比平人多一至，紧来如数似弹绳，数而时止名为促，数见关中动脉形。

数而弦急为紧，流利为滑，有止为促。数甚为疾，数见关中为动。

主　病

数脉为阳热可知，只将君相火来医，实宜凉泻虚温补，肺病秋深却畏之。

寸数咽喉口舌疮，吐红咳嗽肺生疡，当关胃火并肝火，尺属滋阴降火汤。

数浮主腑，有力实火，无力虚火。伏数表热，沉数里热。数实肺痈①，数虚肺痿。

滑

滑脉往来前却，流利辗转，如珠之应指。（《脉经》）漉漉如欲脱。

滑为阴气有余。故脉来流利如水。脉者，血之府也，血盛则脉滑，故肾脉宜之。《脉诀》云：按之即伏，三关如珠，不进不退。是不分浮沉，滑脉浮中沉皆有，今正之。

体　状

类滑②如珠替替然③，往来流利却还前，莫将滑数为同

---

① 数实肺痈：《濒湖脉学·数》作"气口数实肺痈"。
② 类滑：《濒湖脉学·滑》作"滑脉"。
③ 替替然：形容脉象滑利如珠，在指间轮番滚动。

类，数脉惟看至数间。

滑则如珠，数则六至。

主　病

滑脉为阳元气衰，痰生病食要详推①，上为吐逆下蓄血，女脉调时定有胎。

寸滑膈痰生呕吐，吞酸舌强或咳嗽，当关宿食肝脾热，渴痢癫淋看尺部。

滑主痰饮，浮滑风痰，沉滑食痰，滑数痰火，滑短宿食。

涩

涩脉细而迟，往来难，短且散，或一止复来《脉经》。参伍不调（《素问》）。 如轻刀刮竹（《脉诀》）。 如雨沾沙（《通真子》）。 如蚕食叶慢而艰，名曰涩。细迟短散，时一止曰涩；极细而软，重按若绝曰微；浮而柔细曰濡；沉而柔细曰弱。

体　状

细迟短涩往来难，散止依稀应指间，如雨沾沙容易散，病蚕食叶慢而艰。

相　类

参伍不调名曰涩，轻刀刮竹短而难，微似秒芒微软甚，浮沉不别有无间。

主　病

涩缘血少或伤精，反胃亡阳汗雨淋，寒湿入营为血

---

① 痰生病食要详推：《濒湖脉学·滑》作"痰生百病食生灾"，义胜。

痹，女人得之^①即无经，

寸涩心虚痛对胸，胃虚胁胀察关中，尺为精血俱伤候，肠结溲淋或下红。

涩主血少精伤之病，女人有孕为胎病，无孕为败血。杜光庭云：涩脉独见尺中，形同代，为死脉。

虚

虚脉迟大而软，按之无力，应指豁豁然^②空（《脉经》）。崔紫虚云：形大力薄，其虚可知。

《脉诀》言：寻之不足，举之有余，上言浮脉，不见虚状。　杨仁斋言：状似柳絮，散慢而迟。　滑氏言：散大而软，皆是散脉，非虚也。

体　状

举之迟大按之松，脉状无涯类谷空，莫把芤虚为一例，芤来浮大是捻葱。

虚脉浮大而迟，按之无力；芤脉浮大，按之中空。芤为脱血，虚为血虚。

主　病

脉虚身热为伤暑，自汗怔忡惊悸多，发热阴虚须早治，养营益气莫蹉跎。

血不营心寸口虚，关中腹胀食难舒，骨蒸痿痹伤精血，却在神门两部居。

经曰：血虚脉亦虚。

---

① 得之：《濒湖脉学·涩》作"非孕"。
② 豁豁然：宽大貌。

实

实脉浮沉皆得，脉大而长微弦，应指幅幅然[1]（《脉经》）。《脉诀》言：如绳应指来，乃紧脉，非实脉也。

体　状

浮沉皆得大而张[2]（长），应指无虚幅幅强，热蕴三焦成壮火，通肠发汗治安康。

相　类

实脉浮沉有力强，紧如弹索转无常，须知牢脉帮筋骨，实大微弦更带长。

浮沉有力为实，弦急弹大[3]为紧。沉而实大、微弦而长为牢。

主　病

实脉为阳火郁成，发狂谵语吐频频，或为阳毒或伤食，大便不通或气疼。

寸实应知面热风，咽疼舌强气填胸，当关脾热中宫满，尺实腰肠痛不通。

经曰：血实脉实，曰脉实者，水谷为病。曰气来实强，是谓太过。《脉诀》言尺实小便不禁，与《脉经》尺实小腹痛、小便难之说全反。若误认为虚寒，药用姜附，则大谬矣。

---

① 幅（bì 必）幅然：坚实貌。
② 张：《濒湖脉学·实》作"长"，义胜。
③ 大：《濒湖脉学·实》作"人"，义胜，

长

长脉不大不小，迢迢自若。（朱氏） 如循长竿，为平①，如引绳索为病。（《素问》）

长有三部之长，在时为春，在人为肝。长则神强气壮，经曰：长则气自如，皆言平脉也。长主有余之症。

体 状

过于本位脉名长，弦则非然但满张，弦脉与长争较远，良工相度细思量。

实牢弦紧，皆兼长象。

主 病

长脉迢迢大小匀，反常为病似牵绳，若非阳毒癫痫病，即是阳明热势深。

短

短脉不及本位。（《脉诀》） 应指而回不能满部。（《脉经》）

短则气病，主不及之病。戴同父曰：短脉只见尺寸，若关中短，上不通寸，下不通尺，是阴阳隔绝，必死矣。故关不诊短。黎居士云：长短未有定体，诸脉举按之，过于本位者为长，不及本位者为短。又云：长脉属肝宜于春，短脉属肺宜于秋，但诊肝肺，长短自见。

体 状

两头缩缩名为短，涩短迟迟细且难，短涩而浮秋喜

---

① 为平：《濒湖脉学·长》作"末梢"。

见，三春为贼有邪干。

涩微动结皆兼短象。

主　病

短脉惟于尺寸寻，短而滑数酒伤神，浮为血涩沉为痞，寸主头疼尺伤精①。

洪

洪脉指下极大。（《脉经》）　来盛去衰。（《素问》）　来大去长。（通真子）

洪脉在卦为离，在时为夏，在人为心。《素问》谓之大，亦曰钩。滑氏曰：来盛去衰如钩之曲，上而复下应血脉来去之象，万物敷布之状。詹炎举②言如环珠者，非也。《脉诀》云：夏季宜之，秋季冬季，非洪脉所宜。

体　状

脉来洪盛去还衰，满指滔滔应夏时，若在春秋冬月分，升阳散火莫狐疑。

相　类

洪脉来时拍拍然，去衰来盛似波澜，欲知实脉参差处，举按弦长幅幅坚。

洪而有力为实，实而无力为洪。

主　病

脉洪阳盛血应虚，相火炎炎热病居，胀满胃翻须早

---

① 伤精：《濒湖脉学·短》作"腹痛"。
② 詹炎举：指元代詹炎举《太素脉诀》。

治，阴虚泄痢有谁知①。

寸洪心火上焦炎，肺脉洪时金不堪，肝火胃虚关内察，肾虚阴火尺中看。

洪主阳盛阴虚之病，泄痢、失血、久咳者忌之。经曰：形瘦脉大多气者死。又曰：脉大则病进。

大

大脉似洪而实。（《脉经》） 举按皆有力。（《素问》）

大脉须身体长大，阳气有余，刚强不屈之夫。又力大于身，声洪于钟，目大如环，腰直如壁，能得大脉，不但无病，且贵统万军。否则病疾，时作发热阳狂，吐红舌干。假如身过小，无病而秉此大脉者，反为大贵。

体 状

脉大如拳垒垒然，不拘秋冬春夏间，声洪面赤知无病，举按由来一色看。

相 类

随手持来略似洪，举按一样乃大名，提来却等无患子，推去独如石鼓钟。

主 病

大脉左右贵一般，阴阳参差细推参，左大血亏虚劳甚，右大气促喘息兼。

左寸独大火克金，心火炎炎肺伤神，肝脉大盛脾必弱，尺大由来心自惊。

右寸独大患拘挛，筋抽脉竭步履艰，脾大克消水立

---

① 有谁知：《濒湖脉学·短》作"可愁如"。

涸，尺中带大要癃阳。

微

微脉极细而软，按之欲绝，若有若无。（《脉经》） 细而稍长。(戴氏) 《素问》谓之小。气血微则脉微。

体 状

微脉轻轻瞥瞥乎，按之欲绝有如无，微为阳弱细阴弱，细比于微略较粗。

轻诊即见，重按欲绝者，微也。往来如线而常有者，细也。仲景曰：脉瞥瞥如羹上肥者，阳气微；萦萦如蚕丝细者，阴气衰。长病得之死，卒病得之生。

主 病

气血微兮脉亦微，恶寒发热汗淋漓，男为劳极诸虚候，女作崩中带下医。

寸微气促或心惊，关脉微时胀满形，尺部见之精血弱，恶寒消瘅痛呻吟。

微主阴虚[1]血弱之病，阳微恶寒，阴微发热。《脉诀》云：崩中日久为白带，漏下多时骨肉枯

紧

紧脉来往有力，左右弹人手。（《素问》） 如转丝[2]无常。(仲景) 如切绳。（《脉经》）

紧脉乃寒束之象，故急紧如此，要有神气。《素问》谓之急脉。《脉诀》言：寥寥入尺来。崔氏云：如线，皆

---

① 阴虚:《濒湖脉学·微》作"久虚"。
② 丝:《濒湖脉学·紧》作"索"。

非紧状。或以浮紧为弦，沉紧为牢，亦近似耳。

体　状

举如转索切如绳，脉象因之得紧名，总是寒邪来作寇，内为腹痛外身疼。

主　病

紧为诸痛主于寒，喘咳风痫吐冷痰，浮紧表寒须发越，沉紧温散自然安。

寸紧人迎气口分，当关心腹痛沉沉，尺中有紧为阴冷，定是奔豚与疝疼。

诸紧为寒为痛，人迎紧盛伤于寒，气口紧盛伤于食。尺紧痛居小腹，沉紧疾在腰背骨。中恶浮紧，咳嗽沉紧，皆主死。

缓

缓脉去来小于迟。(《脉经》)　一息四至。(戴氏)　如丝在经，不卷其轴，应指和缓，往来甚匀。(张太素)　如初春杨柳舞风之象。(杨玄操)　如微风轻飐①柳梢。(滑伯仁)

缓脉在卦为坤，在时为四季，在人为脾。阳寸阴尺上下同等，浮大而和，无有偏甚者，平脉也。若非其时即为有病。，缓而和匀，不浮不沉，不疾不徐，不微不弱者，即为胃气。故杜光庭云：欲知死期何以取，故贤推定五般土。阳土遇阳知太过，阴土遇阴当细数。(《金匮玉函经》)

---

① 飐（zhǎn 展）：风吹摇动。

体　状

缓脉阿阿四至通，柳梢袅袅飐轻风，欲从脉里求神气，只在从容和缓中。

主　病

缓脉营衰卫有余，或风或湿或脾虚，上为项强下痿痹，分别浮沉大小区。

寸缓风邪项背拘，关为风眩胃家虚，神门濡泄或风秘，定是蹒跚足力迂。

浮缓为风，沉缓为湿，缓弱气虚，缓大血虚①，缓涩脾虚。《脉诀》言：缓主脾热，口臭，反胃，齿痛，梦鬼之病，出自杜撰，与缓无关。

芤

芤脉浮大而软，按之中央空两边实。(《脉经》)　中空外实，状如捻葱。

芤，捻葱也。《素问》无芤名。刘三点云：芤脉何似绝类，捻葱指下成窟，有边无中。戴同父云：营行脉中，脉以血为形，芤脉中空，脱血之象也。《脉经》云：三部脉芤，长病得之生，卒病得之死。《脉诀》言：两头有，中间无，是脉断截矣。又言：主淋沥，气入小肠，与失血之候相反，误世不小。

体　状

芤形浮大如捻葱，按之旁有中央空，火犯阳经血上溢，热侵阴络下流红。

---

①　缓大血虚：《濒湖脉学·紧》作"缓大风虚"。

相　类

中空旁实乃为芤，浮大而迟虚脉居[1]，芤更带弦名曰革，血亡芤革人过虚。

主　病

寸芤积血在于胸，关内逢芤肠胃痈，尺部见之多下血，赤淋红痢漏崩中。

弦

弦脉端直以长。(《素问》)　如张弓弦。(《脉经》)　按之不移，绰绰如琴瑟弦。(巢氏)　状若筝弦。(《脉诀》)从中直过，挺然指下。(《刊误》)

弦脉在卦为震，在时为春，在人为肝。轻虚以滑者平，实滑如循长竿者病，劲急如张弓弦者死。池氏云：弦紧而数为太过，弦紧而细为不及。戴同父曰：弦而软，其病轻；弦而硬，其病重。《脉诀》言：时时带数。又言：脉紧状如牵绳，皆非弦象，今削之。

体　状

弦脉迢迢端直长，肝经木旺土应伤，怒气满胸常欲叫，翳蒙瞳子泪淋浪。

相　类

弦来端直似操弦，紧则如绳左右弹，紧言其力弦言象，牢脉弦长沉伏间。

主　病

弦应东方肝胆经，饮痰寒热疟缠身，浮沉迟数须分

---

① 居：《濒湖脉学·芤》作"呼"。

别，大小单双有重轻。

寸弦头疼膈多痰，寒热癥瘕察左关，关右胃寒心腹痛，尺中阴疝脚拘挛。

弦为木盛之病，浮弦支饮外溢，沉弦悬饮内痛。疟脉亦弦。弦数多热，弦迟多寒，弦大主虚，弦细拘急。阳弦头痛，阴弦腹痛。单弦饮癖，双弦寒痼。若不食者，木来克土，必难治。

革

革脉，弦而芤。（仲景）　如按鼓皮。（丹溪）

仲景曰：弦则为寒，芤则为虚，虚寒相搏，此名曰革。男子亡精失血（亡血失精）、妇人半产漏下。《脉经》曰：三部脉革，长病得之死，卒病得之生。时珍曰：芤弦二脉相合而成，革主失血之候。诸家脉书，皆以为牢脉，或将革牢混淆不辨，不知革浮牢沉，革虚牢实，形证皆异也。又按：《甲乙经》曰：浑浑革革，至如涌泉，病进而危；弊弊绰绰，其去如弦绝者死。谓脉来浑浊革变，急如涌泉，出而不反也。王贶以为溢脉，与此不同。

体　状

革脉形如按鼓皮，芤弦相合脉寒虚，女人半产并崩漏，男子阴亏或梦遗。

牢

牢脉似沉似伏，实大而长，微弦。（《脉经》）

扁鹊曰：牢而长者，肝也。仲景曰：寒则牢坚，有牢固之象。沈氏曰：似沉似伏，牢之位也；实大弦长，牢之体也。《脉诀》不言形状，但云寻之则无，按之则有。云脉入皮肤[①]，又云牢为死脉，皆谬语。

相　类

弦长实大自[②]牢坚，牢位常居沉伏间。革脉芤弦自浮起，革虚牢实要详看。

主　病

寒则牢坚里有余，腹心寒痛木乘脾，疝癫癥瘕何愁也，失血阴虚却忌之。

牢主寒实之病，木实则为痛。扁鹊云：软为虚，牢为实。失血者，脉宜沉细，反浮大而牢者死，虚病见实脉也。《脉诀》言：骨间疼痛，气居于表。池氏以为，肾传于脾，皆谬妄不经。

濡

濡脉极软而浮细，如帛在水中，轻手相得，按之无有。(《脉经》)　如水上浮沤（黎氏）。

濡脉如帛浮水上，重手按之，随手即没之象。《脉诀》言：按之似有举还无，是微脉，非濡脉。

体　状

濡形浮细按须轻，水面浮棉力不禁，病后产中独有药，平人若见是无根。

相　类

浮而柔细知为濡，沉细而柔作弱持，微则浮微如欲

---

① 　脉入皮肤：《濒湖脉学·牢》作"脉入皮肤辨息难"。
② 　自：据《濒湖脉学·牢》作"脉"。

绝，细来沉细近于微。

浮细如棉曰濡，沉细如棉曰弱，浮而极细如绝曰微，沉而极细不断曰细。

主　病

濡为亡血阴虚病，髓海丹田暗已亏，汗雨夜来蒸入骨，血山崩倒湿浸脾。

寸濡阳微自汗多，关中其奈气虚何，尺伤精血虚寒甚，温补真阴可其疴。

濡主血虚之病，又为伤湿。

弱

弱脉极下而沉细①，按之乃得，举手无有（《脉经》）。

弱乃濡之沉者，《脉诀》言：轻手得。黎氏云：如水浮沤，皆是濡脉，非弱也。《素问》曰：脉弱而滑，是有胃气。脉弱而涩，是真②久病，病后老弱见之顺，平人少年见之逆。

体　状

弱来无力按之柔，柔细而沉不见浮，阳陷入阴精血弱，白头犹可少年愁。

主　病

弱脉阴虚阳气衰，恶寒发热骨筋痿，多惊多汗精神减，益气调营急早医。

---

①　弱脉极下而沉细：《脉诀·脉形状指下脉诀第一》作"弱脉软而沉细"。

②　真：《濒湖脉学·弱》作"谓"。

寸弱阳虚病可知，关为胃弱与脾衰。欲求阳陷阴虚病，须把神门两部推。

弱主气虚之病。仲景曰：阳陷入阴，故恶寒发热。又云：弱主筋，沉主骨，阳浮阴弱，血虚筋急。柳氏曰：气虚则脉弱，寸弱阳虚，尺弱阴虚，关弱胃虚。

散

散脉大而散，有表无里。（《脉经》）　涣散不收。（崔氏）　无纲纪，无拘束，至数不齐，或来多去少，或去多来少。涣散不收，如杨花散漫之象。（柳氏）

戴同父曰：心脉浮大而散，肺脉短涩而散，平脉也。心脉软散，怔忡；肺脉软散，虚汗；脾①脉软散，溢饮；肝②脉软散，胕肿，病脉也；肾脉软散，死脉也。《难经》曰：散脉独见则危。柳氏曰：散为气血俱虚，根本脱离之脉，产妇得之生，孕妇得之堕。

体　状

散似杨花散漫飞，去来无定至难齐。产为生兆胎为堕，久病逢之不必医。

相　类

散脉无拘散漫然，濡来浮细水中绵，浮而迟大为虚脉，芤脉中空有两边。

---

① 脾：《濒湖脉学·弱》作"肝"。
② 肝：《濒湖脉学·弱》作"脾"。

主　病

左寸怔忡右寸汗，溢饮右①关应软散，左②关软散胕胕肿③，散居两尺魂应断。

细

细脉小于微而常有，细直而突若丝线之应指。（《脉经》）　《素问》谓之小，王启玄言如蓬蒿状，其柔细也。

体　状

细来累累细如丝，应指沉沉无绝期。春夏少年俱不利，秋冬老弱却相宜。

主　病

细脉萦萦血气衰，诸虚劳损七情乖，若非湿气侵腰肾，即是伤精汗泄来。

寸细应知呕吐频，入关腹胀胃虚形，尺逢定是丹田冷，泄痢遗精号脱阴。

《脉经》曰：细为血少气衰，有证则顺，否则逆。故吐衄得沉细者生，忧劳过度者脉亦细。

伏

伏脉重按着骨，指下裁动。（《脉经》）　脉行筋下（《刊误》）。

《脉诀》言：寻之似有，定息全无，殊舛经旨④。

---

① 右：《濒湖脉学·散》作"左"。
② 左：《濒湖脉学·散》作"右"。
③ 胕胕肿：原作"胕肿胕"，据《濒湖脉学·散》改。
④ 殊舛经旨：《濒湖脉学·伏》作"殊为舛谬"

体 状

伏脉推筋着骨寻，指间裁动隐然深，伤寒欲汗阳将解，厥逆脐疼证属阴。

主 病

伏为霍乱吐频频，腹痛多缘宿食停，蓄饮老痰成积聚，散寒温里莫因循。

食郁胸中双寸伏，欲吐不吐常兀兀，当关腹痛困沉沉，关后疝疼还破腹。

伤寒，一手脉伏曰单伏，两手脉伏曰双伏，不可以阳证误认为阴，此乃火邪内郁，不得发越，阳极似阴，故脉伏。必待其自汗①而解，或饮茶水亦汗②，正如大旱将雨，六合阴晦，雨后庶物皆苏之义。又有夹阴伤寒，先有伏阴在内，外复感寒，阴盛阳衰，四肢厥逆，六脉沉细，须投姜附及参苓元③，脉乃复出也，与伏不同宜辨之④。若太溪冲阳皆无脉者死。《脉诀》言徐徐发汗，洁古以附子细辛麻黄汤主之，皆非也。刘元宾曰：伏不可发汗。

动

动乃数脉见于关上下，无头，尾如豆大，厥厥动摇。

仲景曰：阴阳相搏名曰动，阳动则汗出，阴动则发热，形冷恶寒，此三焦伤也。成无己曰：阴阳相搏，则虚者动，故阳虚则阳动，阴虚则阴动。庞安常曰：关前三分

---

① 必待其自汗：《濒湖脉学·伏》作"必有大汗而解"。
② 或饮茶水亦汗：《濒湖脉学·伏》无。
③ 参苓元：《濒湖脉学·伏》作"灸关元"，义胜。
④ 与伏不同宜辨之：《濒湖脉学·伏》作"若太溪冲阳皆无脉者死"。

为阳，关后三分为阴，关位半阴半阳，故动随虚见。《脉诀》言：寻之似有，举之还无，不离其处，不往不来，三关沉沉，含糊谬妄，殊非动脉。詹氏言：其形鼓动如钩、如毛者，尤谬。

体　状

动脉摇摇数在关，无头无尾豆形团，其原本是阴阳搏，虚者摇兮胜者安。

主　病

动脉专司痛与惊，汗因阳动热因阴。或为泄痢拘挛病，男子亡精女子崩。

仲景曰：动则为病[1]为惊。《素问》曰：阴虚阳搏谓之崩。又曰：妇人手少阴脉动甚者，妊子也。

促

促脉来去数，时一止复来。（《脉经》）　如蹶之趣，徐疾不常（黎氏）。

《脉经》但言数而止为促。《脉诀》乃云并居寸口，不言时止者，谬矣。数止为促，缓止为结，何独寸口哉？

体　状

促脉数而时一止，此为阳极欲亡阴，三焦郁火炎炎盛，进必无生退有生。

主　病

促脉惟将火病医，其因有五细推之，时时喘咳皆痰积，或发红斑与毒疽。

---

① 病：《濒湖脉学·动》作"痛"，义胜。

促主阳盛之病，促结之因有血气痰饮食五者之别，一有留滞则脉必见之。

结

结脉，往来缓，时一止复来（《脉经》）。

《脉诀》言：或来或去，聚而却还，与结无关。仲景云：累累如循长竿曰阴结，蔼蔼如车盖曰阳结。《脉经》又有如麻之动摇，旋引旋收，聚散不长①者曰结，主死。此三脉名同实异也。

体　状

结脉缓而时一止，独阴偏盛欲亡阳，浮为气滞沉为积，汗下分明在主张。

主　病

结脉皆因气血凝，老痰结滞苦沉吟，内生积聚外痈肿，疝瘕为殃病属阴。

结主阴虚火盛②之病。越人曰：结甚则积甚，结微则气微。浮结外有痛积，伏结内有积聚。

代

代脉动而中止，不能自还，因而复动。（仲景）　脉至还入尺，良久方来（吴氏）。

脉一息五至，肺心脾肝肾五脏之气皆足，故一息而五十动，合大衍之数，谓之平脉。反此则止乃见焉，肾气不能至，则四十动一止；肝气不能至，则三十动一止，盖一

---

① 长：《濒湖脉学·结》作"常"。
② 阴虚火盛：《濒湖脉学·结》作"阴盛"。

脏之气衰,而他脏之气代至也。经云代则气帅。滑伯仁曰:若无病羸瘦脉代者,危脉也,有病而气血乍损,气不能续者,只为病脉。伤寒,心悸脉代者,复脉汤主之。妊娠脉代者,其胎百日代之,生死不可不辨。

体 状

动而中止不能还,复病因而作代看,病者得之独可疗,平人却与寿相关。

相 类

数而时止名为促,缓止须将结脉呼,止不能回方是代,结生代死自殊途。

促结之止无常数,或二动、三动,一止即来。代脉之止有常数,必依数而止,还入尺中,良久方来也。

主 病

代脉元因脏气衰,腹痛泄痢下元亏,或为吐泻中宫病,女子怀胎三月兮。

五十不止身无病,数内有止皆知定。四十一止一脏绝,四年之后多亡命。三十一止即三年,二十一止二年应,十动一止一年殂,更观气色兼形证。两动一止三四日,三四动止应六七,五六一止七八朝,次第推之自无失。

戴同父曰:脉必满五十动,出自《难经》,而《脉诀·五脏歌》皆以四十五动为准,乖于经旨。柳东阳曰:古以动数候脉,是吃紧语,须候五脏候至五十动,乃知五脏之缺失。今人指到腕臂,即云见了。夫五十动,岂弹指间事耶?故学者当诊脉、问证、听声、观色,斯备四诊而无失。

四言举要

脉乃血脉	气血之先	血之隧道	气息应焉
其象法地	血之府也	心之合也	皮之部也
资始于肾	资生于胃	阳中之阴	本乎营卫
营者阴血	卫者阳气	营行脉中	卫行脉外
脉不自行	随气而至	气动脉应	阴阳之宜
气如橐籥	血如波澜	血脉气息	上下循环
十二经中	皆有动脉	惟手太阴	寸口取决
此经属肺	上系吭嗌	脉之大会	息之出入
一呼一吸	四至为息	日夜一万	三千五百
一呼一吸	脉行六寸	日夜八百	十丈为准
初持脉时	令仰其掌	掌后高骨	是为关上
关前为阳	关后为阴	阳寸阴尺	先后推寻
心肝居左	肺脾居右	肾与命门	居两尺部
魂魄谷神	皆见寸口	左主司官	右主司府
左大顺男	右大顺女	本命扶命	男左女右
关前一分	人命之主	左为人迎	右为气口
神门决断	两在关后	人无二脉	病死不愈
男女脉同	惟尺则异	阳弱阴盛	反此病至
脉有七证	曰浮中沉	上下左右	消息求寻
又有九候	举按轻重	三部浮沉	各候五动
寸候胸上	关后膈下	尺候于脐	下至跟踝
左脉候左	右脉候右	病随所在	不病者否
浮为心肺	沉为肾肝	脾胃中州	浮沉之间

心脉之浮　浮大而散　肺脉之浮　浮涩而短
肝脉之沉　沉而弦长　肾脉之沉　沉实而濡
脾胃属土　脉宜和缓　命为相火　左寸同断
春弦夏洪　秋毛冬石　四季和缓　是谓平脉
太过实强　病生于外　不及虚微　病生于内
春得秋脉　死在金日　五脏准此　推之不失
四季百病　胃气为本　脉贵有神　不可不审
调停至气　呼吸定息　四至五至　平和之则
三至为迟　迟则为冷　六至为数　数即热证
转迟转冷　转数转热　迟数既明　浮沉当别
浮沉迟数　辨内外因　外因于天　内因于人
天有阴阳　风雨晦明　人喜怒忧　思悲恐惊
外因之浮　则为表证　沉里迟阴　数则阳盛
内因之浮　虚风所为　沉气迟冷　数热何疑
浮数表热　沉数里热　浮迟表虚　沉迟冷结
表里阴阳　风气冷热　内外既明　脉证参别
脉理浩繁　总括于四　既得提纲　引伸触类
浮脉法天　轻手可得　泛泛在上　如水漂木
有力洪大　来盛去悠　无力虚大　迟而且柔
虚甚则散　涣漫不收　有边无中　其名曰芤
浮小为濡　绵浮水面　濡甚则微　不在寻按
沉脉法地　近于筋骨　深深在下　沉极为伏
有力为牢　实大弦长　牢甚则实　愊愊而强
无力为弱　柔小如绵　弱甚则细　如珠丝然
迟脉属阴　一息三至　小驶于迟　缓不及四

二损一败　病不可治　两息夺精　脉已无气
浮大虚散　或见芤革　浮小濡微　沉小细弱
迟细为涩　往来极难　易散一止　止而复还
结则来缓　止而复来　代则来缓　止不能回
数脉属阳　六至一息　七疾八极　九至为脱
浮大者洪　沉大牢实　往来流利　是为之滑
有力为紧　弹如转索　数见寸口　有止为促
数见关中　动脉可候　厥厥动摇　状如小豆
长则气治①　过于本位　长而端直　弦脉应指
短则气病　不能满部　不见于关　惟尺寸候
一脉一形　各有主病　数脉相间　则见诸证
浮脉主表　里必不足　有力风热　无力血弱
浮迟风虚　浮数风热　浮紧风寒　浮缓风湿
浮虚伤暑　浮芤失血　浮洪虚火　浮微劳极
浮濡阴虚　浮散虚剧　浮弦痰饮　浮滑痰热
沉脉主里　主寒主积　有力痰食　无力气郁
沉迟虚寒　沉数热伏　沉紧冷痛　沉缓水蓄
沉牢痼冷　沉迟热极　沉热阴虚②　沉细痹湿
沉弦饮痛　沉滑宿食　沉伏吐利　阴毒聚积
迟脉主脏　阳气伏潜　有力为痛　无力虚寒
数脉主腑　主吐主狂　有力为热　无力为疮
滑脉主痰　或伤于食　下为蓄血　上为吐逆

---

① 长则气治：《濒湖脉学·四言举要》作“长则气冷”。
② 沉热阴虚：《濒湖脉学·四言举要》作“沉弱阴虚”。

涩脉少血　或中寒湿　反胃结肠　自汗厥逆
弦脉主饮　病属胆肝　弦数多热　弦迟多寒
浮弦支饮　沉弦悬痛　阳弦头痛　阴弦腹痛
紧脉主寒　又主诸痛　浮紧表寒　沉紧里痛
长脉气平　短脉气病　细则气少　大则病进
浮长风痫　沉短宿食　血虚脉虚　气实脉实
洪脉为热　其阴则虚　细脉为湿　其血则虚
缓大者风　缓细者湿　缓涩血少　缓滑内热
濡小阴虚　弱小阳竭　阳竭恶寒　阴虚发热
阳微恶寒　阴微发热　男微虚损　女微泻血
阳动汗出　阴动发热　为动与惊①　崩中失血
虚寒相搏　其名为革　男子亡精　女子失血
阳盛则促　肺痈阳毒　阴盛则结　疝瘕积郁
代则气衰　或泄脓血　伤寒心悸　女胎三月
脉之主病　有宜不宜　阴阳顺逆　凶吉可推
中风浮缓　急实则忌　浮滑中痰　沉迟中气
尺厥沉滑　卒不知人　入脏身冷　入腑身温
风伤于卫　浮缓有汗　寒伤于营　浮紧无汗
暑伤于气　脉虚身热　湿伤于血　脉缓细涩
伤寒热病　脉喜浮洪　沉微涩小　证候必凶②
汗后脉静　身凉则安　汗后脉躁　热苦必难③
阳病见阴　病必危殆　阴病见阳　虽困无害

---

① 为动与惊：《濒湖脉学·四言举要》作"为痛与惊"，义胜。
② 证候必凶：《濒湖脉学·四言举要》作"证反必凶"，义胜。
③ 热苦必难：《濒湖脉学·四言举要》作"热甚必难"。

上不至关　阴气已绝　下不至关　阳气已竭
代脉止歇　脏绝倾危　散脉无根　形损难医
饮食内伤　气口急滑　劳倦内伤　脾脉大热①
欲知是气　下手脉沉　沉极则伏　涩弱久深
六郁多沉　滑痰紧食　气涩血芤　数火细湿
滑主多痰　弦主留饮　热则滑数　寒则弦紧
浮滑兼风　沉滑兼气　食伤短疾　湿留濡细
虚脉自弦　弦数者热　弦迟者寒　代散者折
泄泻下痢　沉小滑弱　实大浮洪　发热则恶
呕吐反胃　浮滑者昌　弦数紧涩　结肠者亡
霍乱之后　脉代勿讶　厥逆迟微　是则可怕
咳嗽多浮　冲肺伤胃　沉紧小危　浮濡易治
喘急息肩　浮滑者顺　沉涩肢寒　散脉逆证
病热有火　洪数可医　沉微无火　无根者危
骨蒸发热　脉数而虚　热而涩小　必殒其躯
劳极诸虚　浮软微弱　土败双弦　火炎急数
诸病失血　脉必见芤　缓小可喜　数大可忧
瘀血内蓄　却宜牢大　沉小涩微　反成其害
遗精白浊　微涩而弱　火盛阴虚　芤濡洪数
三消之脉　浮大者生　细小微涩　形脱可惊
小便淋闭　鼻头色黄　濡小无血②　数大何妨
大便燥结　须分气血　阳数而实　阴迟而涩

---

① 脾脉大热：《濒湖脉学·四言举要》作"脾脉大若"。

② 濡小无血：《濒湖脉学·四言举要》作"涩小无血"。

癫乃重阴　狂乃重阳　浮洪吉兆　沉急凶殃
痫脉宜虚　实结者恶　浮阳沉阴　滑痰数热
喉痹之脉　数热迟寒　缠喉走马　微伏则难
诸风眩晕　有火有痰　左涩死血　右大虚看
头痛多弦　浮风紧寒　热洪湿细　缓滑厥痰
气虚弦软　血虚微涩　肾厥弦坚　真痛短涩
心腹之痛　其类有九　细迟从吉　浮大从凶
疝气弦急　积聚在里　牢急者生　弱急者死
腰痛之脉　多沉而弦　兼浮者风　兼紧者寒
弦滑痰饮　濡细肾着　大乃肾虚　沉实闪肭①
脚气有四　迟寒数热　浮滑者风　濡细者湿
痿病肺虚　脉多微缓　或涩或紧　或细或濡
风寒湿气　合而为痹　浮涩而紧　三脉乃备
五疸实热　脉多洪数　涩微属虚　切忌发渴
脉得诸沉　责有水气　浮气与风　沉石或里
沉数为阳　沉迟为阴　沉大出厄　虚小可惊
胀满脉弦　土制于木　湿热数洪　阴寒迟弱
浮为虚满　紧则中实　浮大可治　虚小危极
五脏为积　六腑为聚　实强者生　沉细者死
中恶腹胀　紧细者生　脉若浮大　邪气已深
痈疽浮散　恶寒发热　若有痛处　痈疽所发
脉数发热　而痛者阳　不数不热　不痛阴疮
未溃痈疽　不怕洪大　已溃痈疽　洪大不佳

---

① 闪肭（nà 那）：亦作"闪肭（nǜ 沑）"。指肌肉和筋络扭伤。肭：扭。

肺痈已成　寸数而实　肺痿之形　数而无力
肺痈已白①　脉宜短涩　不宜浮大　唾糊呕血
肠痈实热　滑数可知　数而不热　关脉芤虚
微涩而紧　未脓当下　紧数脓成　切不可下
妇人之脉　以血为本　血旺易治　气旺难孕
少阴动甚　谓之有子　尺脉滑利　妊娠可喜
滑疾不散　胎必三月　但疾不散　五月可别
左疾为男　右疾为女　女腹如箕　男腹如斧
欲产之脉　其至离经　水下乃产　未下勿惊
新产之脉　缓滑为吉　实大弦牢　有证则逆
小儿之脉　七至为平　更察色证　与虎口文
奇经八脉　其诊又别　直上直下　浮则为督
牢则为冲　紧则任脉　寸左右弹　阳跷可决
尺左右弹　阴跷可别　关左右弹　带脉当诀
尺外斜上　至寸阴维　尺内斜上　至寸阳维
督脉为病　脊强癫痫　任脉为病　七疝瘕坚
冲脉为病　逆气里急　带主带下　脐痛精失
阳维寒热　目眩僵仆　阴维心痛　胸胁刺筑
阳跷为病　阳缓阴急　阴跷为病　阴缓阳急
癫痫瘛瘲　寒热恍惚　八脉之证　各有所属
平人无脉　移于外络　兄位弟乘　阳溪列缺
病脉既明　吉凶当别　经脉之外　又有真脉
肝绝之脉　循刀责责　心绝之脉　转豆躁疾

① 肺痈已白：《濒湖脉学·四言举要》作"肺痈色白"义胜。

脾则雀啄　　如屋之漏　　如水之流　　如杯之覆
肺绝如毛　　无根萧索　　麻子动摇　　浮波之合
肾脉将绝　　至如省客　　来如弹石　　去如解索
命脉将绝　　虾游鱼翔　　至如涌泉　　绝在膀胱
真脉既形　　胃已无气　　参察色证　　断之以臆

校注后记

清代朝官范在文（字美中，又字于兹）撰写的《医经津渡》，是一部专门论述人体经络、藏象、气血、脉象生理病理及四时养生的医书，书中以五行生克、五运六气理论为指导，阐释"辨经络、释脏腑、论气血、明三焦，顺调四时"执法，并用易学、道家理论及诸子学说释人体生理病理现象与和四时顺摄之法。全书体现了作者"读书学道，要为宰辅，得时行道，可以活天下之命。不然，时不我与，则当读黄帝书，深究医家奥旨，是亦可以活人也"的为官治学态度。

一、作者生平考证

有关范在文生平，历代医籍记载甚少，根据《中国第一历史档案馆藏·清代官员履历档案全编（23）》784页"嘉庆七年七月二十七日。臣范在文，山西汾州府介休县增贡生，年三十二岁，川楚例，捐詹事府主薄，双单月即用，今掣得詹事府主薄缺。敬缮履历，恭呈御览"记载，另据《中国传统老年医学文献精华》《卫生要诀》条"著者范在文，字美中，清代隋城人，曾任职于吏部，自幼喜览《内经》，尤究心于本草，嘉庆庚申年间，虽仕途得意，但仍留心于医学，所著《卫生要诀》于次年（1803）镌版梓行于世"文，并结合《医经津渡》序文，初步可以勾勒大概：

范在文生于乾隆三十六年（1771）年，卒年约在道光年间，山西汾州介休（今山西省汾阳市介休县）人。十二岁习举子业，后中秀才为贡生。仕途得意，三十二岁为詹事府主薄，官至司马。幼时习科举之余博览医书，并烂熟于心，后得名医李再阳指导，医术大进。为官吏部，仍勤于医道，并著书立说，撰有《卫生要诀》《增补达生篇》《医经津渡》《药性赋音释》四部医学书籍，为清代医儒兼优之士。

二、《医经津渡》版本考证

根据《医经津渡》序文记载，该书成稿于清嘉庆十九年（1814），清嘉庆二十三年（1818）由安怀堂初刻。目前原刻本未见，仅存清道光三年（1823）刻本，为清嘉庆二十三年（1818）安怀堂原版重刻，现藏于南京中医大学图书馆古籍资料室，书中版权页及卷四有王以衔重刊序文为证。据薛清录《中国中医古籍总目》记载，另一同期刻本现藏于中国中医科学院医史文献研究所。

版本特征：四周双栏，外粗内细；黑色单鱼尾；上花口内刻有书名。每页9列，每列20字；宣纸；四眼线装。全书共分四册，每册独立成一卷，每卷前有安怀堂版权页。卷一前有序文四篇，分别为朱琦（行书）、阎泰和（行书）、张敦颐（楷书）序、范在文（楷书）自序。四卷前有清道光三年（1823）重刻时王以衔（行书）序文。序文字体行草楷书皆备，内容引经据典，词义古奥。每篇序文后分别列有序者姓名及字（号）印章两枚为凭。序文后有凡例、总目录。卷一正文前列此书辑著、校对、编次者姓名。

三、《医经津渡》内容特色

本书冠名以"津渡"，表明著作者在书中欲对一些中医及养生理论方面的疑难问题，从源头及内涵上予以解说和阐释，同时对《内经》以降及后世各家学说中涉及的重要理论问题进行了系统化的整理。

全书共四卷，其中卷一图文并茂，论述了十二经脏腑表里、经络周流、经络次序、十二经起止、经络穴道总数。文中除文字记述外，附有插图33幅，形象地涵盖了全书所要阐述的内容。例如：十二经脉表里图概括了脏腑表里配属及生理联系；十二经脉及任督二脉图14张，清晰描述了十四条经脉的起止（分别以●、▲标识）、循行路线、各经穴位数、穴位名和部位；五脏六腑解剖图则描绘出脏腑的位置、形态、生理功能；通过人体内景图完整地描述了脏腑间互相联系。此外还有手足阴阳应十二月图、宗营卫三气图、面部图、脏腑色见面部图、肢节色见面部图，以此来阐述人体的生理功能、藏象外在表现、人体生理与四时节气的关系等概念问题，更便于读者对后三卷内容的理解。

卷二以五行学说来阐释五脏六腑的生理特点和病理特征，引用了一些道家术语来对五脏特点进行形象概括，如心为"绛宫田"、心神为"朱雀""丹元"；肝为"青童"、肝神为"爽灵""幽精""胎光"，"肺神名皓华，字虚成"；脾为"黄童""其神黄帝"；肾为"黑帝"，其神"玄武"。并引用了《黄庭内经》《黄庭外经》《杨子太玄经》《元苞经》《周易会意》等历代易道著作中相关理论来阐述人体脏腑生理病理特点。以八卦来划分人体形体，如乾为首，离为目，坎为耳，兑为口，坤为腹，艮为手，巽为股，震为足。并以六十四卦来推演人体四肢百骸九窍的功能特点。

卷三阐述五运生克制化、六气升降出入理论，如以河图来解五运来源和六气经天；以司天在泉、正化对化等概念来阐述天地人六气升降变化。采用易学道家养生思想来论述四时调摄。引入了道家"七字调和"和诸子百家"四术修养"的养生内容。

卷四则专论脉学，其中列有二十八脉名目解释，以及二十八脉体状、主病歌诀和各脉四言举要等。

以易学道家之说阐释中医基础及养生理论为《医经津渡》的特色，书中所阐述的脏腑经络、阴阳五行、五运六气、脉学等，均为中医理论的关键和核心问题，作者在书中追根溯源，以图例揭示原型，不仅结合临床及各家之说揭示中医理论的形成和发展，更在对医经及一些中医基础理论的解读中有所昭示拓展。在五运六气章中，对素来被称"医门玄机"的运气学说作了笺明奥义、深得津涯的阐述，其中一些更是作者独到见解。在论述运气变化与四时养生的关系时亦深得其意，约而适从。

范在文虽非医林中人，然身在朝堂，退食时仍专注于岐黄之术，"旁搜古籍，汇为本册。脏腑经络则图注之，脉经体象则句释之，至生克制化以及调和导引，卫生家所当奉为圭臬者，一一标其旨趣"。而书中作序者亦皆为当时官宦。说明著者不仅有深厚的国学功底，且具扎实的中医学理论基础，对中医学相关理论的认识和见解更是超拔独步。本书反映出中国传统文化医儒一统、经世致用的思想，也是古代儒者立世哲学的具体体现。

总 书 目

医 经

内经博议

内经精要

医经津渡

灵枢提要

素问提要

素灵微蕴

难经直解

内经评文灵枢

内经评文素问

内经素问校证

灵素节要浅注

素问灵枢类纂约注

清儒《内经》校记五种

勿听子俗解八十一难经

黄帝内经素问详注直讲全集

基础理论

运气商

运气易览

医学寻源

医学阶梯

医学辨正

病机纂要

脏腑性鉴

校注病机赋

内经运气病释

松菊堂医学溯源

脏腑证治图说人镜经

脏腑图书症治要言合璧

伤寒金匮

伤寒大白

伤寒分经

伤寒正宗

伤寒寻源

伤寒折衷

伤寒经注

伤寒指归

伤寒指掌

伤寒选录

伤寒绪论

伤寒源流

伤寒撮要

伤寒缵论

医宗承启

伤寒正医录

伤寒全生集

伤寒论证辨

伤寒论纲目

伤寒论直解

伤寒论类方

I

本　草

方　书

卫生编

袖珍方

仁术便览

古方汇精

圣济总录

众妙仙方

李氏医鉴

医方丛话

医方约说

医方便览

乾坤生意

悬袖便方

救急易方

程氏释方

集古良方

摄生总论

辨症良方

活人心法（朱权）

卫生家宝方

寿世简便集

医方大成论

医方考绳愆

鸡峰普济方

饲鹤亭集方

临症经验方

思济堂方书

济世碎金方

揣摩有得集

亟斋急应奇方

乾坤生意秘韫

简易普济良方

内外验方秘传

名方类证医书大全

新编南北经验医方大成

临证综合

医级

医悟

丹台玉案

玉机辨症

古今医诗

本草权度

弄丸心法

医林绳墨

医学碎金

医学粹精

医宗备要

医宗宝镜

医宗撮精

医经小学

医垒元戎

医家四要

证治要义

松厓医径

扁鹊心书

素仙简要

慎斋遗书

折肱漫录

丹溪心法附余

V

叶氏女科证治

妇科秘兰全书

宋氏女科撮要

茅氏女科秘方

节斋公胎产医案

秘传内府经验女科

儿　科

婴儿论

幼科折衷

幼科指归

全幼心鉴

保婴全方

保婴撮要

活幼口议

活幼心书

小儿病源方论

幼科医学指南

痘疹活幼心法

新刻幼科百效全书

补要袖珍小儿方论

儿科推拿摘要辨症指南

外　科

大河外科

外科真诠

枕藏外科

外科明隐集

外科集验方

外证医案汇编

外科百效全书

外科活人定本

外科秘授著要

疮疡经验全书

外科心法真验指掌

片石居疡科治法辑要

伤　科

伤科方书

接骨全书

跌打大全

全身骨图考正

眼　科

目经大成

目科捷径

眼科启明

眼科要旨

眼科阐微

眼科集成

眼科纂要

银海指南

明目神验方

银海精微补

医理折衷目科

证治准绳眼科

鸿飞集论眼科

眼科开光易简秘本

眼科正宗原机启微